CONTRIBUTION A L'ÉTUDE ET AU TRAITEMENT

DU

RÉTRÉCISSEMENT VÉNÉRIEN DU RECTUM

IMPRIMERIE LEMALE ET Cie, HAVRE

CONTRIBUTION A L'ÉTUDE ET AU TRAITEMENT

DU

RÉTRÉCISSEMENT VÉNÉRIEN DU RECTUM

PAR

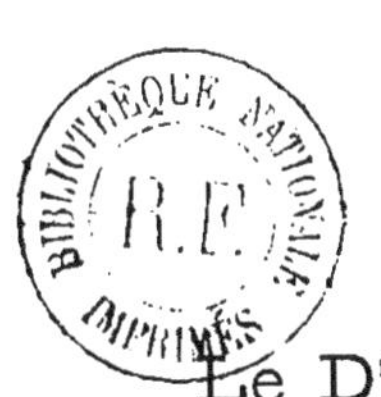

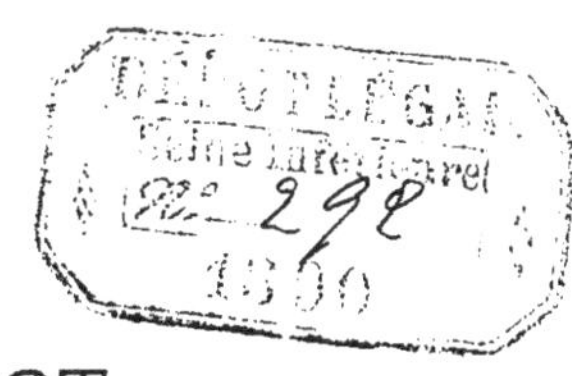

Le Dr André JACQUINOT

Ancien interne (lauréat) des hôpitaux de Paris

PARIS

G. STEINHEIL, ÉDITEUR

2, RUE CASIMIR-DELAVIGNE, 2

1890

CONTRIBUTION A L'ÉTUDE ET AU TRAITEMENT

DU

RÉTRÉCISSEMENT VÉNÉRIEN DU RECTUM

AVANT-PROPOS

Au commencement même de ce court travail qui va terminer mes études, je veux remercier les maîtres qui m'ont instruit durant ces dix années.

Le premier nom que je veux inscrire ici est celui de mon bien cher maître, M. le Dr Millard.

J'ai été bénévole, stagiaire dans son service, puis externe et j'ai fait, sous sa conduite, ma troisième année d'internat.

J'ai trouvé auprès de lui et en lui le maître qui patiemment vous conduit et vous guide ; j'ai reçu ses excellents soins, j'ai trouvé auprès de lui, aux heures difficiles de la vie, le conseil et l'expérience qui manquent au jeune homme, la bienveillante sympathie qui ne se lasse point. Je le remercie de tout mon cœur et lui donne l'assurance que je n'aurai garde d'oublier les enseignements qu'il m'a donnés et la bonté, qu'en tant de circonstances, il m'a témoignée.

Que notre maître M. de St-Germain reçoive l'expression de notre gratitude. Il nous a familiarisé avec la chirurgie infantile, il nous a admis à son intimité et l'année que nous avons passée avec lui a été trop courte.

Pendant notre séjour avec M. Nicaise, nous avons appris la pratique de l'antisepsie et la sécurité qu'elle donne, non pas seulement par des idées théoriques, ce qui serait assez venant d'un tel maître, mais encore et surtout par les faits qui imposent la conviction..

C'est chez lui, et à cause de la constance heureuse de son intervention que le désir nous est venu de faire de la chirurgie.

Je n'aurai garde d'oublier non plus M. le Dr Terrillon ; nous avons passé deux années près de lui comme externe et comme interne. Il nous a initié à la pratique de la gynécologie et nous remercions l'habile chirurgien de la Salpêtrière.

Quant à M. le Dr Péan, dans le service duquel nous terminons notre internat, nous lui témoignons toute notre gratitude pour la confiance qu'il nous a témoignée, pour ses excellentes leçons ; il nous a mis aux prises avec les difficultés de la pratique; il nous a donné le sujet de notre thèse ; nous ne saurions trop reconnaître les services qu'il nous a rendus.

Que MM. Merklen et Barrié, Richet, Labbé, Reclus, Kirmisson, Félizet qui ont été aussi nos maîtres, acceptent nos remerciments de même que nous prions MM. Ledentu, Schwartz, Prengrueber et Routier, qui m'ont aidé de leur expérience et de leurs conseils, pour la rédaction de cette thèse agréent ici les marques de notre reconnaissance. Enfin que M. le professeur Duplay qui me fait l'honneur d'accepter la présidence de cette thèse, accepte les marques de ma respectueuse gratitude.

Introduction.

Pendant le cours de notre dernière année d'internat, passée à l'hôpital St-Louis, il nous a été donné d'observer quatre cas de rétrécissements vénériens du rectum. Nous les avons étudiés, nous avons entrepris alors quelques recherches à ce sujet. En lisant un certain nombre d'observations, nous avons constaté que le rétrécissement syphilitique ou vénérien du rectum avait un siège moins fixe qu'on ne le dit généralement, que les lésions n'étaient point aussi nettement limitées en étendue, même en tenant compte de la description complète de Gosselin, touchant l'ulcération sus-jacente à la sténose rectale, que sa forme elle-même ne lui valait pas l'épithète de cylindrique, que cette affection, grave à coup sûr, n'était pas toujours justiciable de la dilatation comme le pensent certains chirurgiens et M. le Dr Desprès en particulier, qu'il fallait recourir à des moyens plus sérieux pour une affection qui peut conduire à la mort, après une existence plus ou moins longue, toujours pénible, empoisonnée qu'elle est par la présence d'une infirmité repoussante, qui retentit sur l'état général.

Nous avons été ainsi amené à en faire le sujet de notre thèse inaugurale, qui comprendra une rapide esquisse des diverses théories pathogéniques émises sur l'origine, la nature, la formation de cette affection. Depuis la publication d'un remarquable travail du professeur Fournier sur les rétrécissements syphilitiques du rectum, la dénomination qu'il leur impose, étant donnée la conception clinique, a rallié autour de lui le plus grand nombre des auteurs, et le syphilome ano-rectal est admis aujourd'hui par le plus grand nombre en tant que manifestation spéciale de la diathèse sur ce point du tube digestif.

Puis nous essayerons de montrer que si, fréquemment, le syphilome est situé à 3 ou 5 cent. au-dessus de l'anus, il peut atteindre des points beaucoup plus élevés et transformer le rectum en un conduit rigide, absolument impropre à ses fonctions, devenu insuffisant même comme conduit passif des matières fécales.

Nous montrerons dans un court chapitre que sa forme, si elle est variable, que si le rétrécissement est quelquefois annulaire, ou en segments d'anneau, il est le plus généralement en forme d'entonnoir conique, dont la base correspond à la région anale, et le sommet au bout central de l'intestin. Enfin, dans un dernier chapitre, nous passerons rapidement en revue quelques-unes des différentes méthodes opératoires, en exposant un peu plus longuement la méthode que notre maître M. le Dr Péan emploie depuis longtemps contre cette affection.

Définition. — Étiologie. — Pathogénie.

Si, à propos de la définition à donner du rétrécissement vénérien du rectum, on peut dire que c'est une affection caractérisée par la diminution des diamètres de cet intestin, dans une étendue variable, diminution coïncidant avec la transformation en tissu inextensible du tissu extensible qui constitue la paroi normale de cet intestin, l'entente des chirurgiens n'est plus aussi complète quand il s'agit de savoir comment naît cette affection, quelles sont les causes qui procèdent à son évolution, quelles sont en deux mots son étiologie et sa pathogénie .

A ce sujet, l'accord paraît se faire de plus en plus, la syphilis tend à jouer le rôle prépondérant dans l'évolution de ce rétrécissement, surtout depuis que le professeur Fournier a apporté dans la question l'appui de sa haute compétence, mais il reste encore des objections formulées par Gosselin surtout et qu'il expose aux cours de ses cliniques, faites à l'hôpital de la Charité.

Comme tous ceux qui se sont occupés de la question, nous avons trouvé le plus généralement que la vérole devait être incriminée comme cause initiale, mais nous avons trouvé aussi des cas, peu nombreux, il est vrai, mais qui n'en existent pas moins, où la diathèse syphilitique ne pouvait être mise au jour, démontrée par des signes tangibles, bien et dûment constatés par des hommes instruits sur ce point spécial et ayant suivi pendant longtemps les malades porteurs de l'affection qui nous occupe. Quand on lit les auteurs qui ont écrit sur ce point de pathologie il est facile de voir des opinions tranchées de part et d'autre : ici la lésion vénérienne anale ou péri-anale agit par sa présence en tant que plaie, sa disparition laisse une cicatrice, qu'il s'agisse d'un chancre, directement placé dans le rectum ou bien propagé dans la cavité de celui-ci par une poussée phagédénique ; là, au contraire, l'irritation causée par des liquides septiques, produits d'écoulement d'une lésion vénérienne de voisinage, vient préparer la formation de la lésion rectale ; dans un troisième groupe, le rétrécissement est une manifestation syphilitique au même titre qu'une périostite syphilitique du tibia ou du frontal, qu'une sténose laryngée, qu'une gomme de la peau. Enfin, comme toujours, on trouve encore des éclectiques qui reconnaissent à cette affection, une dans sa forme et sa modalité, un certain nombre de causes qui aboutissent à ce résultat terminal, le rétrécissement du rectum.

Malgré de vives discussions à ce sujet, malgré la compétence toute spéciale des hommes qui y ont pris part, il nous semble impossible aujourd'hui encore de savoir à quoi s'en tenir sur la nature même de cette redoutable affection.

Nous poserons donc très rapidement les différentes théories émises par les auteurs, en donnant en quelque sorte un résumé synthétique.

En 1854, dans les *Archives générales de médecine*, Gosselin publie un long article, plein de faits, touchant ce point. Il considère le rétrécissement du rectum « non pas comme un accident constitutionnel de la syphilis, mais comme une sorte de chéloïde sous-muqueuse intra-rectale, résultant d'un épaississement fibreux, d'une véritable rectite plastique, intimement liée à l'évolution du chancre anal » (Gosselin. *Arch. général. de méd.*, 1854. — Man. de pat. externe. Peyrot, p. 720).

Là, en effet, le chirurgien admet que le chancre n'a point besoin d'être syphilitique pour produire secondairement cette lésion, il peut être simple et le rétrécissement est là plutôt d'origine vénérienne que d'origine spécifique. La rectite plastique qui va constituer la sténose rectale serait concomitante ou surviendrait peu de temps après le chancre. Pour lui, en un mot, la pathogénie se résume de la façon suivante : chancre, rectite, sténose, et dans ces conditions on le comprend, le point initial peut être un chancre induré, mais sa situation donne naissance à la rectite, qui se termine par les modifications des parois intestinales, dues seulement à une rectite inflammatoire ou subinflammatoire simple, et non point à une rectite syphilitique.

Pour le Dr Desprès, à en juger par sa publication dans les *Archives générales de médecine* en mars 1866, c'est le phagédénisme d'un chancre ou du'ne plaque muqueuse qu'il faut incriminer, et le rétrécissement serait en somme la cicatrisation de ces lésions. Mais, comme lui reproche Gosselin, il n'a constaté « qu'une ulcération linéaire et verticale de l'anus, se prolongeant un peu dans le rectum, mais je ne vois pas, dit Gosselin, l'ulcération circulaire dont la réparation aurait pu donner la cicatrice fibreuse annulaire. Il n'a employé, pour son diagnostic, que le toucher rectal et ne s'est pas servi du spéculum ani. Or, ce n'est pas avec le toucher qu'on reconnaît une ulcération intra-rectale, et qu'on peut contater sa présence sur tout le contour de l'intestin ».

L'opinion de Desprès peut donc se résumer comme il le fait dans ses leçons de chirurgie journalière, en disant qu'il y a d'abord une période ulcéreuse, pendant laquelle il est difficile de reconnaître le mal qui passe pour une rectite ou pour des hémorrhoïdes, puis survient une période cicatricielle pendant laquelle le tissu fibreux de la cicatrice de l'ulcère se produit et où le calibre de l'intestin se rétrécit.

Pour le professeur Fournier au contraire, dès 1874, le rétrécissement vénérien du rectum est une lésion syphilitique, c'est une infiltration des parois ano-rectales par un néoplasme, encore indéterminé comme structure élémentaire, mais susceptible de dégénérer en un tissu fibreux rétractile. C'est donc, à l'opposé de la théorie de Gosselin, un accident constitutionnel, relevant directement de la syphilis, c'est une dégénérescence fibreuse d'un néoplasme syphilitique, d'où le nom que ce maître lui a donné. C'est le syphilome ano-rectal.

MM. Trélat et Delens, après l'exposition des diverses théories précédentes, semblent se rapprocher de l'opinion du professeur Fournier et admettent que cette « hyperplasie sous-muqueuse de la paroi rectale, peut se développer sous l'influence de la diathèse syphilitique » et comme ils la considèrent comme étant voisine de la structure d'une gomme, ils la rangent à part sous l'épithète de « quaternaire », parmi les différentes manifestations de la vérole. Et cette théorie emporte l'adhésion de MM. Guérin, Panas, Verneuil à la Société de chirurgie.

Enfin pour M. le Dr Tillaux, que nous tenons à remercier ici de sa bienveillante attention, « le rétrécissement syphilitique du rectum se produit dans des conditions très variées et chacune des théories trouve des faits à son actif. Le point de départ peut être une blennorrhagie, un chancre de l'anus, un chancre du rectum ; il peut reconnaître pour cause un dépôt gommeux dans les parois, un syphilome ano-rectal, et l'on conçoit d'après cela que le rétrécissement puisse se manifester à des périodes très diverses de la syphilis, tantôt rapidement, tantôt tardivement ».

Si donc des causes aussi diverses peuvent donner naissance à cette lésion vue dans son essence, ne doit-il pas y avoir un lien commun entre des origines si différentes, telles qu'ici il faut incriminer un chancre simple, là au contraire une ulcération syphilitique. Enfin dans bon nombre de cas le clinicien est dans l'impossibilité absolue de trouver une autre raison à l' « éclosion de ces accidents, que la syphilis considérée au point de vue maladie générale avec localisation sur ce point du tube digestif, le rectum ».

Si après cette exposition des différentes théories, il nous était permis de donner notre avis, nous inclinerions à pencher vers l'idée de la syphilis donnant naissance à une lésion particulière, à siège spécial et relevant tout entière de la nature même de la maladie générale.

Nous ne pensons pas qu'il y ait besoin d'une ulcération primitivement établie dans le rectum pour donner naissance à cette sténose. Il n'en existe pas toujours dans la sténose syphilitique du larynx, et cependant c'est une manifestation sûrement syphilitique. Le syphilome de la lèvre inférieure est-t-il donc précédé, lui aussi, par une phase ulcéreuse ? Est-il toujours heureusement influencé par l'administration du mercure et de l'iodure ? Oui, quelquefois, mais point d'une façon constante. Le foie lui-même, souvent pris par la syphilis, présente des gommes que fait disparaître le traitement ; en est-il toujours de même pour ces productions scléreuses qui sillonnent la surface du viscère ? La lésion constituée disparaît-elle sous l'influence de l'intervention médicale ; chacun répondra non. Il nous semble logique de penser qu'il en peut être de même pour la dernière partie du gros intestin. Quand on arrive à temps on peut espérer la guérison, la « restitutio ad integrum. » Le professeur Fournier en relate deux cas dans le travail que nous citons. Le professeur Trélat en cite, lui aussi, deux cas dans une lettre au professeur Fournier. C'est peu à coup sûr, mais c'est quelque chose quand on songe que cette première phase de la maladie est latente, souvent prise pour la constipation, si fréquente chez la femme, et qu'on ne peut appliquer le traitement qu'alors que la lésion a produit des effets désormais irrémédiables.

Quant à l'objection tirée de ce fait qu'il est des malades, indemmes de syphilis, qui ont présenté du rétrécissement du rectum, nous aurons beau objecter que la syphilis si fréquente peut être ignorée, et cela chez la femme surtout qui ne peut que difficilement se surveiller, accuser la bénignité de l'affection, nous serons tout de même obligé de reconnaître notre embarras. En présence de ces faits que relate minutieusement Gosselin dans ses Cliniques sur ce point de pathologie (tome III), c'est vainement que nous avons cherché à pénétrer cette difficulté, l'observation est longtemps continuée, rien ne vienrévéler la syphilis. Faut-il incriminer la syphilis héréditaire ? Peut-être, dirons-nous, puisqu'on sait aujourd'hui de façon authentique que la vérole se répercute au loin sur la descendance. Mais nous n'avons point malheureusement, quelles qu'aient été nos recherches, rencontré de preuves à l'appui de cette idée. Dans les observations que nous avons dépouillées, dans celles qui nient toute trace de vérole chez l'individu, la question des antécédents héréditaires, toujours si difficiles à établir, n'est pas notée. Nous avouons cette lacune et c'est pour la reconnaître que nous disons, avec tant d'autres, que le rétrécissement du rectum doit, encore aujourd'hui, quelque grande que soit l'influence de la syphilis, malgré son extrême probabilité, être qualifié de l'épithète générale de vénérien.

Apparition. — Date. — Fréquence. — Siège. Nombre. — Sexe.

Dans ce chapitre nous passerons rapidement en revue les considérations relatives au sexe des malades, à l'apparition de l'accident, etc.

En dépouillant les statistiques des différents auteurs dont nous donnerons l'indication bibliographique, il est facile de voir que les femmes sont de beaucoup les plus fréquemment atteintes et cela dans une notable proportion. Les 3/4, les 3/5 sont les chiffres moyens qui expriment le rapport par sexe des individus atteints, et l'on sait que, pour Gosselin, la cause de cette fréquence plus grande, est due à l'irritation causée par l'écoulement des liquides vulvo-vaginaux qui viennent souiller l'anus. Pour d'autres il faudrait en voir l'explication dans des habitudes contre nature. Peut-être en est-il ainsi, mais on comprend sans peine que l'interrogatoire soit souvent muet ou négatif sur ce point.

On fait intervenir aussi la congestion habituelle qu'entraînent la constipation, les menstrues, les règles. La proportion du nombre des femmes par rapport au nombre des hommes soumis à cette infirmité est à peu près exactement marquée aux yeux d'Allingham par les chiffres suivants. Sur un total de 110 malades, on trouve 82 femmes et 18 appartenant au sexe masculin. Le chirurgien de Saint-Marc fait remarquer que ces chiffres diffèrent un peu de ceux qu'il a publiés dans son livre sur les maladies du rectum, mais, comme il le dit lui-même, il n'y a rien d'absolu et une série nouvelle peut encore modifier le résultat. (*Encyclopédie de chirurgie*, p. 640. Rétrécissement du rectum.)

Quant à la date d'apparition, elle est extrêmement variable. Si la moyenne est établie entre la 3e et la 5e année de la syphilis, on peut le voir apparaître au bout de 12, 15 ans et même de plus. On peut, ce qui est plus rare à coup sûr, voir naître le rétrécissement beaucoup plus tôt, comme l'indique bien ce fragment d'observation prise dans les cliniques de M. Tillaux.

« Je soignais avec mon ami le Dr Ferrand une jeune fille vierge, atteinte de rectite : muqueuse ulcérée, granuleuse, écoulement purulent mélangé de glaires et de sang. Bien que je ne pusse non seulement découvrir, mais même rechercher par mes questions l'origine de cette affection, j'affirmai à mon confrère, assez surpris, je dois le dire, qu'il s'agissait d'une rectite spécifique, et j'ajoutai que nous assisterions probablement, sous peu, à la production d'un rétrécissement du rectum.

Et, en effet, nous ne tardâmes pas à constater la production d'une bride sous-muqueuse faisant relief dans la cavité du rectum et diminuant progressivement et rapidement le calibre de l'intestin. La section de la bride et l'emploi de canules en bois de plus en plus volumineuses firent disparaître le rétrécissement qui ne s'est pas reproduit depuis lors (il y a de cela quatre ans). Concurremment avec le rétrécissement du rectum, apparurent des plaques muqueuses à la vulve, à la bouche et des poussées de papules syphilitiques sur tout le corps, ce qui ne pouvait laisser aucun doute sur la réalité de la syphilis.

Je suis loin de prétendre que tous les rétrécissement syphilitiques du rectum se développent ainsi ; il est certain qu'ils peuvent apparaître très tardivement sous forme de dépôts gommeux, mais il est non moins certain qu'ils peuvent être contemporains de la période secondaire et précéder même l'apparition des plaques muqueuses. »

Le siège lui-même peut être extrêmement variable et le nom que lui assigne le professeur Fournier, n'est pas seulement tiré de la conception de ce maître sur la nature et l'origine de cette maladie, mais aussi vise l'emplacement, la situation qu'elle occupe dans la dernière portion du gros intestin ; sur 58 cas rassemblés où le siège du rétrécissement est indiqué d'une manière précise, on trouve les résultats suivants :

4 cas à partir de l'anus et remontant à des hauteurs variables dans l'intestin ;

32 cas au-dessous de 6 cent. ;
3 cas à 6 cent. ;
7 cas entre 6 et 9 cent. ;
4 cas à 9 cent. ;
5 cas au-dessus de 9 cent. ;
Et 5 cas à la jonction du rectum avec le côlon.

Tels sont les chiffres que nous empruntons à la thèse de Perret, 1855. Ce qui frappe surtout c'est la prédominance de la la lésion à l'extrémité inférieure de la région ampullaire du rectum, au-dessus de la région sphinctérienne. Mais ce n'est pas seulement à ce point que se limitent les lésions, elles peuvent être considérables et l'anatomie pathologique nous en fournira tout à l'heure des exemples.

L'anus lui-même peut être pris dès son orifice, comme le montre d'une façon remarquable une pièce moulée dans la collection particulière du professeur Fournier au musée de l'hôpital St-Louis. Sur cette pièce on voit, en effet, des végétations, des saillies qui partent du pourtour de la région anale même pour s'enfoncer dans le rectum. (Pièce 151. Collec. partic. du professeur Fournier.)

A côté de ce cas il en est d'autres plus rares à coup sûr, où la lésion remonte beaucoup plus haut, est située aux confins du rectum et de l'S iliaque. Elle pousse même un prolongement jusque dans cette portion du tube digestif. (Observat. citées à l'anat. path.).

Le plus habituellement cependant la coarctation, de l'avis de tous les auteurs, est située à l'extrémité inférieure de l'ampoule rectale, juste au-dessus de la région sphinctérienne et distante du bord supérieur de cette viro musculaire d'un deux ou trois centimètres. L'anatomie pathologique nous montrera que l'étendue de la lésion est souvent plus considérable qu'on ne le croit généralement, alors même que le rétrécissement se présente dans sa forme et avec les apparences les plus bénignes, réduit pour ainsi dire à la formation d'une bride sous-muqueuse qui fait saillie dans la cavité de l'intestin.

Habituellement unique, le rétrécissement peut être double, triple. Nélaton dans son traité nous parle d'une malade à laquelle il a donné ses soins à l'hôpital des Cliniques. « Il existait à 3 cent.

de l'anus, un rétrécissement valvulaire constitué par une espèce de diaphragme membraneux à orifice très étroit et plus profondément une autre valvule en forme de croissant; entre ces deux valvules l'intestin était rétréci et au-dessous de la valvule supérieure l'organe offrait encore des traces de coarctation. (Nélaton. Path. chirurgicale, t. 5, p. 98.)

Il nous sera permis dès maintenant de dire qu'à une affection pouvant avoir un siège si différent, il faudra parfois une exploration spéciale, un traitement particulier, et que ce traitement presque toujours chirurgical, puisque trop rarement la médication interne a pu faire disparaître la lésion à son début, sera quelquefois de première importance.

L'anatomie pathologique, nous l'espérons rendra mieux compte encore de ces assertions que nous ne faisons qu'esquisser rapidement ici.

Anatomie pathologique.

L'anatomie pathologique du rétrécissement vénérien du rectum doit naturellement porter sur le point qui est le siège de la sténose, mais encore et aussi sur les régions, situées au-dessous comme au-dessus de lui. Quand on a affaire à un cas ancien, ce qui frappe tout d'abord c'est le changement de consistance du rectum. L'intestin a perdu la souplesse qui lui est propre, et quand on le saisit entre les doigts, alors qu'il n'est point ouvert, on sent manifestement que ses parois sont très notablement augmentées d'épaisseur, tant et si bien qu'il est fréquent de voir noté dans les auteurs que le rectum avait, au niveau du point le plus malade, une épaisseur atteignant et dépassant même l'étendue d'un centimètre. La lésion n'est pas circonscrite à l'étendue même de la sténose, elle remonte plus ou moins, peut atteindre l'S iliaque. Mais à mesure que l'on remonte, l'épaisseur diminue avec la consistance. Dans la portion sus-jacente au point malade on peut trouver une énorme accumulation de matières fécales, qui distend l'intestin et constitue pour lui une distension considérable. Dans le petit bassin des fausses membranes anciennes environnent la portion du rectum recouverte de péritoine.

Si après avoir enlevé la totalité du contenu du petit bassin, on fend l'intestin, on est frappé de la résistance qu'il offre à l'instrument tranchant. Sa coupe est d'un gris blanchâtre légèrement ardoisé. Les différences d'épaisseur se voient nettement sur la surface de coupe et peuvent être schématiquement représentées par une sorte de fuseau dont l'extrémité la plus longue serait supérieure, tournée par conséquent vers le bout central de l'intestin, le point le plus renflé correspondant au rétrécissement du rectum. C'est là surtout que l'épaisseur est considérable et peut atteindre et même dépasser les dimensions que nous indiquions tout à l'heure.

La muqueuse a perdu sa souplesse, sa mobilité sur les plans sous-jacents, et l'on sait combien grande est celle-ci puisqu'elle peut donner par son renversement naissance à un prolapsus d'une étendue considérable.

Elle n'a plus sa couleur normale, d'un rose blanchâtre sur le cadavre, elle est d'un rouge violacé, présentant ou non des ulcérations peu profondes, qui par leur réunion mettent à nu les couches plus profondes.

Ces ulcérations n'existent pas toujours, mais en revanche on trouve toujours sur une plus ou moins grande étendue des séries de saillies qui sont comparables aux petites élevures qu'on voit à la surface de certaines peaux tannées dites peaux de chagrin.

Ces élevures qui mesurent plusieurs millimètres carrés, près d'un centimètre carré quelquefois, en surface ne sont pas réunies entre elles, mais bien séparées par des sillons dont les uns sont perpendiculairement descendants, de telle façon que les élevures sont rangées en colonnade, et puis séparées par d'autres transversales qui, sur le rectum en place, deviennent circulaires.

Ces saillies sont plus ou moins nombreuses, il est des cas où l'on en trouve peu, d'autres où elles tapissent presque toute l'étendue de la région du rectum, sous-jacente à la sténose vénérienne..

Leur élevure est peu considérable, et atteint peut être un millimètre environ, quelquefois plus.

Les inférieures nous ont paru être les moins considérables tandis qu'au niveau du rétrécissement se constituant c'est là qu'elles avaient leur plus grande dimension.

Puis au-dessus du rétrécissement une surface exulcérée qui semble constante et qui donne lieu à l'écoulement muco-purulent accusé par tous les malades.

Cette ulcération qui peut être considérable, a été décrite pour la première fois par Gosselin et trouvée par lui dans les 3 autopsies qu'il consigne dans son mémoire, c'est, comme le dit le professeur de la Charité, c'est une exulcération, voulant montrer par là sa superficialité.

D'ailleurs Gosselin s'exprime ainsi à ce propos : « C'est

une grande ulcération qui commence au-dessus du rétrécissement, qui fait tout le tour de l'intestin et qui remonte jusqu'à 5 et 6 centim. au-dessus de la coarctation. J'ai fait représenter cette lésion en 1854 sur les deux figures coloriées que je mets sous vos yeux. Vous pourrez juger d'après elles de l'étendue de la solution de continuité.

Elle ne m'a pas semblé formée par une destruction de toute l'épaisseur de la membrane muqueuse ; j'ai dit en 1854 (Cliniques de la Charité, p. 717) que cette destruction me paraissait incomplète, c'est-à-dire quelle se produisait aux dépens de l'épiderme et de la couche superficielle du derme et je me servais du mot exulcération pour la caractériser. »

L'autopsie qu'a publiée M. Malassez en 1872, vient à l'appui de cette manière de voir, « car il a trouvé au microscope des glandes intactes appartenant à la muqueuse et n'a pas retrouvé l'épithélium. C'est là la source de l'écoulement purulent qui gêne si fort les malades. »

Telssont les faits les plus habituels, mais on peut noter au-dessus d'un premier rétrécissement avec ses caractères habituels, l'existence d'une véritable rectite ayant les caractères que nous avons signalés déjà, à propos des lésions sous-jacentes au rétrécissement et qu'a si bien décrite Hamonic dans sa thèse sur la rectite proliférante (Th. de Paris, 1885.). Observation de M. Le Dentu qui se rapporte à une malade qu'il a suivie pendant plusieurs années et sur laquelle il constate d'abord un premier rétrécissement spécifique du rectum, puis au-dessus une muqueuse granuleuse, plus tard la coarctation se reproduit non plus au siège primitivement atteint mais très haut sur l'intestin. Un toucher rectal, sous le chloroforme, fait reconnaître d'abord cette rectite qui nous semble constante, et qui pour nous est le début, la première manifestation du rétrécissement qui bientôt va apparaître. Le chirurgien constate et note dans cette observation que la surface de l'intestin est inégale, semée de petit saillies. Que sa consistance est altérée, plus considérable, que sa souplesse a diminué. Il ne trouve point encore le rétrécissement constitué, mais il le pressent et le redoute. Quelque temps se passe, les phénomènes ne s'amendent pas et à un nouvel examen ce rétrécissement, douteux d'abord, est plus marqué, et le doute n'est plus permis. C'est alors que s'impose la nécessité d'un anus artificiel dont l'ouverture permet de constater de visu et par un toucher pratiqué de haut en bas les lésions de l'intestin. Cette série d'examens et d'opérations donne à l'observation une importance considérable qui équivaut presque à une constatation d'autopsie. Nous la devons à M. le Dr Le Dentu que nous sommes heureux de pouvoir remercier ici de sa bienveillante amabilité. Voici d'ailleurs un résumé de cette observation, extrait des notes mêmes de ce chirurgien.

Observation I. — *Syphilome ano-rectal remontant jusqu'à la limite inférieure de l'S iliaque. — Création d'un anus artificiel temporaire pour en faciliter le traitement.* — Yvonne N..., âgée de 34 ans, avoue avoir eu en 1878 un chancre vulvaire bientôt suivi d'une roséole bien caractérisée, de plaques muqueuses, de céphalée. Elle a des accidents du côté du rectum ; est examinée pour la première fois en mars 1884.

Le toucher rectal (sous le chloroforme) fait constater la présence d'un rétrécissement, des altérations de la muqueuse ano-rectale au-dessus et au-dessous du rétrécissement.

Celui-ci consiste en une bride circulaire en croissant, à bords amincis et fibreux, à base relativement étalée et d'un tissu moins ferme occupant le segment postérieur de l'anus, à un centimètre seulement au-dessus de la limite de la peau.

Le rétrécissement laisse passer l'index et on peut constater que la muqueuse rectale est inégale, comme granuleuse, soulevée par plans en crêtes allongées verticalement, creusée ailleurs en sillons intermédiaires aux saillies ; au-dessous de la bride, il y avait peu de lésions. Extérieurement l'anus paraissait normal et sans le toucher rectal on n'aurait pu soupçonner les désordres profonds.

Je passe sur les signes qui nécessitent une intervention ; on fait la rectotomie linéaire postérieure et le rétrécissement est levé.

« Je ne me rappelle pas très bien si après l'incision du rétrécissement je constate des lésions très élevées dans le rectum, mais j'incline à croire que s'il en eût été ainsi j'aurais gardé un souvenir précis d'une particularité en somme exceptionnelle. La malade revient au commencement de 1888. Je fus frappé de l'étendue des désordres que révélait l'exploration rectale. Il n'y avait plus trace de rétrécissement, l'anus avait extérieurement son aspect habituel, mais immédiatement au-dessus de l'orifice commençait une série de plis épais, de crêtes étalées, à direction verticale, dont la surface grenue donnait au doigt une sensation très particulière. Leur hauteur pouvait bien être en moyenne de 4 à 5 centimètres, leur nombre de 8 à 10 ; leur extrémité supérieure s'effilait graduellement pour se confondre avec la muqueuse de la portion supérieure qui, malgré un épaississement manifeste, avait gardé une certaine souplesse. Elle aussi donnait au doigt la sensation d'une surface grenue, mais à un degré beaucoup moindre que les crêtes situées plus bas.

Puis sont notés des signes qui permettent de penser qu'il y a quelques ulcérations.

« En portant le doigt le plus haut possible, je me convainquis que les lésions avaient envahi la partie la plus élevée du rectum, particularité rare dans l'évolution du syphilome ano-rectal ; il me sembla même que, vers le point situé immédiatement au-dessous de l'angle sacro-vertébral, là où le rectum se coude pour se porter à gauche vers le détroit supérieur du petit bassin, il existait un commencement de rétrécissement circulaire ; mais comme il était de la dernière importance de m'assurer de l'exactitude de mes sensations, je jugeai nécessaire de pratiquer l'exploration manuelle sous le chloroforme.

La résistance de la paroi rectale, qui fait craindre des déchirures, empêche la main d'être introduite tout entière, on introduit le pouce, l'index et le médius.

Je pus néanmoins m'assurer, continue M. Le Dentu, que la portion du rectum indiquée plus haut était réellement un peu rétrécie et que plus haut encore la muqueuse présentait des lésions tout à fait semblables, quoique moins étendues, à celles que j'ai décrites dans la partie inférieure du rectum. Il est noté alors que le passage des doigts a suffi pour dilater ce commencement de coarctation à peine accentuée si bien que le chirurgien fait à part lui quelques réserves sur la réalité de ce rétrécissement et « j'arrivai, dit-il, si bien a douter de son existence que je pensais n'avoir à m'occuper que des lésions facilement accessibles au doigt ».

La malade est soumise au traitement mixte : frictions mercurielles et iodure de potassium, 4 gr. par jour, puis on ajoute des lavements à l'acide borique, à la teinture d'iode, au nitrate d'argent, comme dans la dysenterie chronique.

Ces soins restent vains et l'obligation d'intervenir se fait sentir. Colotomie iliaque le 18 janvier 1888. Depuis que les matières ne passent plus sur les points malades cette tumeur s'améliore et il est noté expressément que la malade va mieux : « les sécrétions, les douleurs diminuent en même temps que les inégalités de la muqueuse s'affaissent, se nivellent. Les forces reviennent et la malade engraisse.

Mais un prolapsus de la muqueuse se produit et devient si insupportable qu'en juillet 1888, il faut fermer l'anus artificiel.

Au cours de l'opération, le chirurgien est frappé par l'épaisseur insolite, acquise par le gros intestin. Les divers plans confondus formaient, est-il dit expressément, une membrane rigide dont la consistance rappelait un peu celle du cuir mouillé. Ces modifications s'étaient sûrement produites depuis la date de la dernière opération qui remonte à janvier de la même année.

Elle quitte le service, rentre alors à Lourcine où M. Picqué pensant qu'il s'agissait d'une lésion des ovaires, fait une laparotomie exploratrice.

L'état de cette femme n'est pas modifié. Elle rentre dans le service, l'on constate qu'une bonne partie des saillies verticales décrites plus haut s'étaient atrophiées et à leur place on sentait des tractus fibreux, déjà formés ou en voie de formation. L'ancien rétrécissement avait tendance à se reproduire.

Enfin très haut, immédiatement au-dessous de l'angle sacro-vertébral, je retrouvai cette coarctation déjà soupçonnée une première fois, sans que j'eusse acquis, dit M. Le Dentu, la certitude de son existence. Les saillies de la muqueuse placées jadis dans son voisinage s'étaient beaucoup affaissées. Les bords du rétrécissement, jadis épais et flasques, étaient devenus presque fibreux et tranchants. La lumière admettait à peine l'extrémité de l'index (examen sous le chloroforme).

Et dans cette observation, M. le Dr Le Dentu termine par quelques considérations sur l'intérêt qu'elle présente, puisqu'il a pu suivre sur cette malade l'évolution spéciale du tissu qui constitue le syphilome ano-rectal, depuis l'infiltration en masse de la paroi intestinale jusqu'à cette transformation en tissu fibreux qu'a si bien indiquée M. le professeur Fournier, en passant par la production de ces saillies allongées dans le sens vertical qu'on rencontre ordinairement immédiatement au-dessus de l'anus.

En second lieu une partie des lésions occupe un siège tout à fait anormal. « Le rétrécissement supérieur est certainement au moins à 15 centimètres de l'anus et à son niveau la paroi est épaissie, tomenteuse, sillonnée de soulèvements irréguliers que je saisis actuellement en voie de transformation fibreuse. »

Et plus loin M. le Dr Le Dentu se demande même si les lésions ne remontent pas plus haut.

Dans cette observation très minutieusement prise nous voyons plusieurs points particulièrement intéressants.

D'abord la syphilis n'est pas douteuse, elle se manifeste même encore pendant l'un des passages de la malade à l'hôpital et cela sous les yeux du chef de service. Il est noté en effet qu'à un moment donné elle a de l'hyperostose des deux tibias. Secondement, le siège particulièrement élevé des lésions, leur début par l'extrémité inférieure du tube digestif, leur ascension pour ainsi dire, la formation de la rectite, sous les apparences d'inégalités, de saillies qui viennent bosseler et rendre irrégulière la muqueuse du rectum, le développement d'un second rétrécissement et la presque récidive du premier. Nous aurons plus tard l'occasion de revenir sur ces faits ; la création d'un anus artificiel avait eu une influence heureuse sur l'état général de cette femme, et s'il avait été possible de le maintenir ouvert plus longtemps, peut-être serait-on venu à bout, par un traitement local, de faire disparaître ces lésions si étendues.

Voici maintenant la relation succincte et résumée de l'observation d'une malade morte dans le service du professeur Vulpian, alors suppléé par M. le Dr Letulle, auquel nous adressons ici nos bien vifs remerciements, pour sa gracieuse obligeance.

Observation II. — (Hôtel-Dieu). H. Marie, âgée de 48 ans, profession, brodeuse, entrée le 30 avril 1885, salle Sainte-Marline, lit n° 12.

Antécédents héréditaires, nuls.

Antécédents personnels. — Dans sa jeunesse la malade a eu la scarlatine, la dothiénentérie, plus tard des douleurs articulaires. Soignée il y a 3 ans à Tenon pour un rétrécissement du rectum : dilatation progressive sans opération sanglante. Depuis, alternatives de diarrhée et de constipation. Amaigrissement. Renseignements insuffisants au point de vue de la syphilis ou de la blennorrhagie. Mariée, ménopause à 46 ans.

État actuel. — Faiblesse générale. Diarrhée. Abdomen légèrement distendu et douloureux à la pression vers la partie inférieure seulement.

1er mai. Ce matin facies grippé, vomissements. Ballonnement abdominal. Douleur généralisée. Pouls petit, filiforme. Température 38°. Péritonite généralisée.

Toucher vaginal : utérus peu élevé, petit, appliqué contre la symphyse, mobile, non douloureux. Le col est légèrement entr'ouvert. En arrière, paroi recto-vaginale dure, sensation de corps résistant, inégal, non douloureux.

Le toucher rectal permet de constater à peu de distance de l'orifice anal un rétrécissement très marqué. En insistant le doigt pénètre à 2 ou 4 centimètres sans atteindre l'extrémité de rétrécissement. Les surfaces sont fongueuses ou ulcérées.

Le 2. Aggravation de tous les symptômes.

Le 3. Mort.

Autopsie. — Intestins distendus par des gaz. Adhérences multiples des anses entre elles ou avec la paroi. Fausses membranes et exsudat fibrino-purulent très abondant, surtout au niveau du cæcum. Péritonite généralisée récente. Le rectum est ulcéré dans une surface de 10 centimètres de haut, l'ulcération est divisée en 2 parties par le rétrécissement.

La partie sus-jacente est épaissie, sillonnée de plis longitudinaux nombreux, auprès desquels la muqueuse est ulcérée.

Au niveau du rétrécissement la muqueuse est lisse, entrecoupée de trajets fistuleux, surtout apparents à la partie antéro-latérale droite. Ces trajets vont s'ouvrir dans des cavernes péri-rectales, anfractueuses, remplies de pus gris verdâtre, surtout nombreuses au-dessous du rétrécissement.

La muqueuse sous-jacente est déchiquetée, rouge violacé, profondément détruite par des ulcérations multiples qui s'étendent jusqu'à 1 centimètre de l'orifice anal.

Le rétrécissement, moins apparent lorsque le rectum est ouvert, est produit par deux choses.

1° La rétraction de la muqueuse ulcérée, surtout à 5 centimètres de l'anus.

2° Par une énorme infiltration de tissu cellulaire péri-rectal, infiltration scléreuse, ayant rétracté et durci les masses adipeuses de l'espace pelvi-rectal supérieur correspondant à la face postérieure de l'utérus.

Le tissu scléreux n'a pas l'aspect cancéreux, il se perd en avant de chaque côté des annexes de l'utérus déformés et rétractés. Il existe en ce point des traces d'ancienne pelvi-péritonite bilatérale ayant respecté l'ovaire gauche, mais immobilisé et dilaté la trompe gauche dont l'orifice se perd au milieu d'adhérences de la face antérieure du rectum.

L'ovaire droit est complètement recouvert par de vieilles adhérences et la trompe dilatée, vient comme celle du côté opposé, se perdre dans le cul-de-sac postérieur, déformé par des adhérences entre le rectum et l'utérus. Cependant, sur la ligne médiane, le cul-de-sac recto-vaginal est conservé dans une longueur de 2 centimètres. Utérus sain. La paroi vaginale postérieure épaissie, ne présente pas trace d'ulcération ; par contre, au niveau de l'orifice vulvaire, à gauche du raphé médian existe une fistule, se dirigeant vers le rectum sans s'y ouvrir. Inversement, au niveau de l'anus, près du raphé une fistule est suivie jusqu'à la partie la plus inférieure de la grande lèvre gauche.

A l'orifice anal, deux énormes condylomes dont l'un est vasculaire.

Puis suit l'examen des autres viscères qui ne présentent rien de spécial au point de vue où nous nous plaçons.

Dans cette observation nous relèverons en forme d'analyse les points suivants : Rétrécissement du rectum, vraisemblablement syphilitique. Grande étendue des lésions. Leur forme ulcéreuse est en saillie, fistules, extension au loin sur le tissu cellulaire avoisinant. Pelvi-péritonite, puis poussée de péritonite mortelle.

Dans l'observation qui suit on peut voir aussi l'énorme étendue des lésions, et la hauteur à laquelle elles remontent. C'est l'histoire d'une malade qui entre dans le service du professeur Gosselin en 1873, où elle revient tous les ans faire un stage de quelques mois. Durant les 11 années que durent sa maladie elle reçoit successivement les soins de MM. Gosselin, Berger, Terrillon. Elle meurt en 1884, et c'est à l'amabilité de M. le Dr Routier, notre maître, que nous devons le récit de cette longue odyssée et la relation de la nécropsie.

Nous ne transcrirons ici que ce qui concerne notre étude.

L'autopsie est faite minutieusement et relevée dans tous ses détails. Disons d'abord en commençant que ce rétrécissement est tenu pour syphilitique par M. le Dr Berger, alors suppléant le professeur Gosselin.

Observation III. — Appareil digestif. — L'œsophage, l'estomac et l'intestin grêle ne présentent aucune lésion.

L'intestin grêle enlevé, on lie et coupe le gros intestin au-dessus de l'S iliaque. Le petit bassin se présente alors complètement obturé, en arrière par le gros intestin, considérablement surchargé de graisse dans ses appendices épiploïques et dans son mésentère. Le péritoine qui recouvre la vessie très épaissi et surchargé de graisse, se continue en bas sur l'utérus qui est en rétroversion totale et dont le fond est appliqué contre le rectum. L'ovaire gauche et la trompe du même côté sont reliés au rectum, de même que le fond de l'utérus par une fausse membrane très ténue dans laquelle on voit des vaisseaux de nouvelle formation.

L'ovaire droit et la trompe sont aussi adhérents aux parois du bassin et reliés à celui-ci par une fausse membrane très mince. Le doigt enfoncé entre le rectum et l'utérus, déchire des fausses membranes et est arrêté à la profondeur de la phalangette. Le rectum est immobilisé à partir du niveau du fond de l'utérus. Le toucher vaginal fait voir le col en antéversion.

L'anus est remplacé par un vaste hiatus qui a 10 centimètres de long, sur 3 de large. Disons ici que la malade, pendant longtemps dilatée, a subi la rectotomie linéaire postérieure. (Dr Terrillon). Il reste un périnée large de 4 centimètres.

Les parties latérales de cet infundibulum sont ulcérées. Au niveau de la fesse droite existe une ulcération qui n'atteint que la couche superficielle du tissu cellulaire. A la partie postérieure on trouve la pointe du coccyx qui n'est pas tout à fait à nu. A la partie antérieure existe un pertuis par lequel on fait couler un pus crémeux et épais. Cet abcès siège dans la cloison recto-vaginale extrêmement épaissie. L'orifice de l'intestin se voit entre ces deux ulcérations et laisse péniblement pénétrer l'index. Si l'on enfonce le doigt, la première phalange est serrée fortement par un anneau. Le siège de la lésion est au-dessus du canal de l'anus. Voici d'ailleurs comment s'exprime M. le Dr Berger dans une clinique qu'il fait sur la malade en question : « Par le toucher rectal, on sent en arrivant dans le canal de l'anus un sphincter contracté, mais qui se laisse dilater. Bientôt après apparaît une surface infundibuliforme, mamelonnée et un peu plus loin, on se sent arrêté sans pouvoir avancer et sans d'abord sentir d'orifice. Sur la surface, la muqueuse ne glisse plus ; elle n'est pas humide, elle est immobile, mamelonnée, on sent de gros bourgeons aplatis. A la partie supérieure, on peut sentir une petite dépression, un petit orifice qui fait communiquer la partie supérieure non rétrécie, avec la partie inférieure. »

Je poursuis la description anatomique.

Une quantité énorme de tissu adipeux, criant sous le scalpel relie les annexes de l'utérus au petit bassin on arrive enfin à décoller la paroi postérieure du vagin de la paroi antérieure du rectum.

On sectionne le rectum par sa face antérieure.

Ce qui frappe d'abord, c'est l'épaississement des parois, épaississement déjà très appréciable sur l'S iliaque et qui va se renforçant à mesure qu'on se rapproche du rectum. La muqueuse pâle et grisâtre est remarquable par ses nombreuses plicatures ; à mesure qu'on se rapproche du rectum, on voit des plaques grisâtres existant au-dessous de la muqueuse ; il y a en outre des appendices ressemblant à des hémorrhoïdes.

A partir de 20 centimètres au-dessus de la terminaison de l'intestin, la muqueuse perd son aspect plissé ; elle est gris ardoisé avec suffusion sanguine ; à ce niveau la paroi intestinale a une épaisseur de 1 centimètre ; elle est gris lardacé à la coupe et entourée par cet épaississement de tissu cellulaire et adipeux qui agglomérait ensemble tous les organes du petit bassin.

Entre la portion terminale du rectum qu'on peut évaluer à 19 centimètres et le reste de l'S iliaque, l'aspect de la muqueuse change brusquement au niveau d'une ligne dentelée.

C'est là que se trouvent ces sortes de petits appendices ressemblant à des hémorroïdes. Il y existe une ligne festonnée au-dessus de laquelle la muqueuse a absolument changé d'aspect : elle paraît même manquer.

Voici encore une observation pendant longtemps continuée qui se termine par la mort. Le rétrécissement est accessible, il siège au-dessus de la région sphinctérienne.

Il est précédé par cette rectite qui se marque par des crêtes, des saillies en colonne ; il résiste à la dilatation, à la rectotomie. Les lésions lentement s'étendent, elles arrivent à atteindre l'S iliaque, quant la mort vient terminer cette scène qui dure 11 années.

Les faits ne sont pas rares d'ailleurs qui montrent l'énorme étendue de ces lésions. La littérature étrangère en contient, elle aussi.

En voici quelques cas résumés et tirés d'un intéressant travail de Hahn, publié dans « Zur Behandlung der syphilitichen mastdarm Ulcerationen durch die Colotomie (*Archiv. für kl. chirurgie*, 1883, t. XXIX, p. 395). »

Observation IV. Portant le n° 1 dans le mémoire susnommé. — Pièce provenant d'une femme de 44 ans. Syphilis démontrée ; à 25 centim. au-dessus de l'anus, on voit la muqueuse normale. Elle commence par un rebord tranchant ; jusqu'à ce point, elle manque presque totalement. La musculeuse est à nu. La lumière de l'intestin est diminuée. Tout autour du rectum, à sa périphérie, infiltration dense, consistante, dans laquelle l'auteur note la présence d'espaces creux, anfractueux, assez grands, contenant un liquide purulent décomposé. La paroi de ces cavernes est fibrillaire, et en voie de nécrobiose. Ces cavités communiquent par plusieurs orifices avec la lumière du rectum (Voir figure explicative).

Observation V. N° 2 du mémoire. — Proctite ulcéreuse chez une jeune fille de 27 ans. Le rectum est partout et uniformément rétréci. Surface consistante, inégale. A 11 centim. au-dessus de l'anus, commencent de petits restes de muqueuse sous forme d'îlots. A 20 centim. au-dessus de l'anus, on trouve de la muqueuse tout à fait normale.

Observation VI. N° 3 du mémoire cité. — Cette préparation provient d'une femme de 31 ans colotomisée 8 mois avant sa mort, due à un érysipèle. On note dans la relation d'autopsie, qu'il existait ainsi un rétrécissement tout à fait colossal s'étendant à 25 centimètres au-dessus de l'anus et pouvant à peine admettre dans sa lumière, le calibre d'un porte-plume.

Observation VII. N° 5 du mémoire cité. — Fille de 42 ans, présentant des signes certains de syphilis. Dans le rectum à 2 doigts au-dessus de l'anus ulcérations profondes avec anfractuosités. L'absence de muqueuse s'étend jusqu'à 11 centimètres. La partie supérieure des ulcérations présente un fond lisse, la partie inférieure des dépressions très profondes qui conduisent directement dans une grosse cavité d'abcès situé dans la cavité pelvienne, 3 fistules conduisent dans la fosse naviculaire. Le vagin est large, mais sa muqueuse est comme du cuir. Au-dessus de l'anus le rectum est rétréci. La circonférence n'a que 5 centimètres. Néphrite septique.

Observation VIII. N° 7 du mémoire cité. — Préparation provenant de l'autopsie d'une fille de 31 ans, syphilitique. Le rectum est fortement rétréci, la sténose s'avance presque dans l'S iliaque. La muqueuse manque dans toute son étendue. La tunique musculaire épaissie d'un 1/2 centimètre. La circonférence du rectum varie entre 3 et 4 cent. 1/2. La muqueuse du côlon et l'iléon offre très nettement la réaction amyloïde. Diagnostic, proctite ulcéreuse syphilitique. Dégénérescence amyloïde des reins, de la rate et de l'intestin.

De même nous avons trouvé dans un travail de König de Göttingen (Die Bedentung der colotomie fur die schveren Erkrankungen des mastdarms. *Berliner Klin. Wochen.*, 10 janvier 1887), deux observations que nous rapporterons plus loin et dans l'une desquelles il s'agit d'une syphilis du rectum remontant à 20 ans. A l'examen de cette malade, le doigt rencontre des ulcérations, des anfractuosités dans la portion sphinctérienne, au-dessus, un rétrécissement où le doigt ne s'engage que sous le chloroforme, ce qui permet de reconnaître d'autres ulcérations et de nouveaux points rétrécis. Par la palpation de l'abdomen il est dit expressément qu'on sent le rectum se continuer avec l'S iliaque et cela pour affirmer la consistance de l'intestin. L'auteur ajoute enfin que la malade se sert d'un tube d'un pied et 1/2 pour atteindre le point sus-jacent à la partie malade.

Tels sont les faits qu'il nous a été donné de trouver dans nos recherches et qui nous semblent mériter l'attention. Avec eux, on arrive à cette conviction que le rétrécissement vénérien du rectum, pour ne pas dire syphilitique, est une affection qui plus souvent qu'on ne le dit, est fort étendue, et envahit quelquefois des parties considérables du tube digestif.

Nous pensons aussi que l'étude des observations que nous venons ou de publier ou de rappeler, la constance avec laquelle est notée, par des auteurs différents, la présence des modifications de la muqueuse sous-jacente au point rétréci, a une certaine importance clinique pour le diagnostic. Ces petites élevures rangées en colonnade qui montent vers la sténose proprement dite, séparées par des sillons quelquefois ulcérés, sont de beaucoup le plus souvent notées. Ici on voit en effet mentionner des îlots de muqueuse aplatis, légèrement saillants ; là, au contraire, des plis entrecoupés qui appartiennent à la muqueuse. Leur consistance est notée soigneusement. Dans l'observation de M. Le Dentu, si intéressante à plus d'un titre, on voit en effet cette lésion notée au début. Le rétrécissement sus-jacent est levé, puis longtemps après, avant même que le second rétrécissement ne se soit effectué, le chirurgien est mis en éveil par la sensation que lui donne la surface de la muqueuse. Enfin, le deuxième rétrécissement constitué, ayant nécessité la création d'un anus artificiel, la présence de ces plicatures apparentes est signalée encore.

M. Desprès y insiste, croyons-nous avec raison, dans l'examen d'un malade qui fait le sujet d'une clinique. (Clin. journalière, p. 388), il s'exprime d'ailleurs en ces termes : « Voici dans quel état est son rectum, la peau de la région anale et de la partie postérieure des grandes lèvres est hypertrophiée et présente l'aspect éléphantiasique ; il y a une éruption tuberculeuse au pourtour de l'orifice anal ; celle-ci est constituée par des condylomes éléphantiasiques, entremêlés d'ulcérations jaunâtres, l'anus est rétréci, admet juste le doigt et ne se laisse pas dilater. Au-dessus de cet orifice, le doigt sent une ulcération occupant tout le pourtour de l'intestin dans une hauteur de deux centimètres ; l'intestin est inextensible, on se rend parfaitement compte qu'il est relativement rétréci. A la limite supérieure, l'ulcération est bornée par des mamelons élastiques et au point où ils existent le doigt est serré ». Puis dans un autre paragraphe : « Il y avait autour de l'ulcère, des mamelons durs et mous que j'ai appelés condylomes de la muqueuse ».

Tels sont, au point de vue macroscopique, l'ensemble des lésions qui peuvent siéger dans les rectums rétrécis. Il est diverses lésions qui peuvent accompagner cette maladie et qui sont dépendantes de l'affection elle-même. Telles sont les fistules sur lesquelles nous aurons à revenir, les lésions inflammatoires du côté du péritoine, que ce soit sous forme de pelvipéritonite ou de péritonite généralisée. Au cours de nos observations, nous avons vu signaler la dégénérescence amyloïde de tel ou tel viscère ; il n'est pas rare non plus de voir la tuberculose envahir les poumons et marcher vite chez les individus qui présentent de la sténose anale. L'état de débilitation dans lequel ils sont, rend compte de l'évolution de celle-ci et de sa marche souvent rapide.

Enfin tous les auteurs sont d'accord pour noter la fréquence avec laquelle on trouve des condylomes ou de petites tumeurs syphilitiques au pourtour de l'anus. Nous n'y insisterons pas.

Ici nous devrions logiquement placer un examen histologique détaillé de cette lésion si particulière. Nous n'avons pu nous en procurer un récent qu'il eut été intéressant de comparer avec ceux qui ont été faits en 1873 (Malassez). Nous regrettons de ne pouvoir combler cette lacune. Mais si nous ne voulons pas reproduire la belle description qu'en a donnée Malassez à la date précitée, nous rappellerons certains faits qui nous paraissent avoir une certaine importance au point de vue chirurgical : c'est l'induration des tissus, l'îlot des diverses tuniques de l'intestin qui sont confondues en un seul bloc, perdues et fusionnées qu'elles sont dans une gangue interstitielle qui les envahit. « Au niveau du point le plus rétréci, et le moins dilatable, qui offre, dit Malassez, à l'introduction du doigt et au passage des matières une si grande résistance, on trouvait, non pas comme on le dit ordinairement, un tissu analogue au tissu cicatriciel, mais un tissu analogue aux bourgeons charnus. Ce tissu formé d'éléments jeunes est très vasculaire ; il n'offre que peu de résistance aux instruments lorsqu'on cherche à le dilacérer ». Ce point nous semble mériter la plus scrupuleuse attention, puisque son omission peut causer de véritables désastres en clinique.

Enfin nous terminerons en rappelant l'attention sur ce fait, que signale également cet histologiste distingué : « On voit encore entre ces fibres (histologie des parois) de petits abcès au début, qui sont sans doute l'origine de ces fistules qui accompagnent les rétrécissements et qui s'ouvrent plus souvent au niveau, au-dessous du rétrécissement qu'au-dessus de lui ».

Ce point est curieux et dans plusieurs des observations que nous rapportons, il est facile de le vérifier. Ce sont ces abcès qui, au dire de Hahn, avoisinent le rectum, logent leurs anfractuosités dans la gangue qui enserre la dernière partie du tube digestif, ces abcès enfin à parois fibrillaires, à contour en état de nécrobiose » qui contiennent ce pus décomposé et fétide que signale l'auteur allemand. Nous les trouvons encore signalés dans l'observation de M. Letulle et les fistules qui en partent sont suivies dans leur trajet. La situation qu'ils occupent et la situation qu'occupent les fistules montrent bien leurs rapports réciproques, et constrastent avec les faits habituels où l'on voit partir du point sus-jacent à la sténose des orifices fistuleux, comme si les matières à expulser, gênées dans leurs cours cherchaient à éviter l'obstacle, en se frayant un passage à côté de lui.

Enfin nous laisserons de côté les lésions des organes circonvoisins, lesquelles sont provoquées par le rétrécissement ; nous ne dirons rien ici des hémorrhoïdes assez souvent notées, des phlegmons de la fosse iliaque, des affections utérines, des fistules anales, vésico-vaginales, recto-vaginales, mais un point sur lequel insiste Nélaton dans son traité de pathologie (p. 101), nous semble mériter l'attention, « c'est l'espèce de paralysie de l'intestin rectum au-dessus du rétrécissement » et dans un court chapitre où il compare entre eux les rétrécissements de l'urèthre à ceux du rectum, il fait bien ressortir les différences qui les caractérisent, et dans un court alinéa de physiologie pathologique montre bien dans quelle pénible et grave situation se trouve le malade porteur d'une sténose rectale, il poursuit ainsi : « L'urèthre est un canal destiné uniquement à laisser passer l'urine ; le rectum, au contraire, a la triple fonction de recevoir les matières fécales, d'aider à leur expulsion par la contraction de ses tuniques, enfin de leur donner passage.

Si donc il existe un rétrécissement de ce canal, les matières au lieu de s'y accumuler, restent au-desus de l'obstacle et dilatent d'une manière fâcheuse la portion d'intestin située au-dessus du rétrécissement ; la tumeur qui résulte de cette accumulation, exerce sur la partie supérieure du rectum une compression qui rend l'évacuation encore plus difficile ; d'un autre côté, privée par leur état morbide de leurs facultés contractiles, les parois rectales ne peuvent réagir sur les fèces qui ne sont rejetées que parce qu'elles sont repoussées par les matières accumulées plus haut. Il est facile de prévoir, d'après cet exposé, combien sont graves les rétrécissements du rectum qui, bien qu'incomplets, déterminent la rétention des matières stercorales ; on comprendra aussi facilement l'incontinence des matières fécales coïncidant avec un rétrécissement du rectum et l'on se rendra compte de la difficulté d'obtenir la guérison, puisque, lorsque le rétrécissement sera vaincu à l'aide de moyens appropriés, on ne pourra que très rarement rendre à l'intestin ses propriétés contractiles.

Si nous jetons maintenant un coup d'œil d'ensemble sur les détails que nous venons de passer en revue, grâce aux relations des autopsies que nous avons pu rassembler, et grâce aussi aux opérations que nous avons relatées, il nous semble que le syphilome ano-rectal ou que le rétrécsisement de cet organe s'accompagne et se masque par les lésions considérables sur le tissu même et les parties constituantes du rectum, sur les viscères de voisinage, que ces lésions sont très étendues puisqu'elles peuvent atteindre, sur une longueur énorme, la dernière portion du tube digestif et l'on voit dans ces observations une étendue de 10, 15, 20 centimètres être notée par différents auteurs. Tous ou presque tous accusent avec des ulcérations des végétations de la muqueuse qui nous semblent avoir grande valeur au point de vue diagnostique et au point de vue anatomique.

Nous voyons enfin, surtout dans l'observation que nous devons à M. Le Dentu, le rétrécissement se marquer au siège habituellement incriminé, puis les lésions s'étendre et gagner l'S iliaque, et même donner naissance à un second rétrécissement, plus complet que le premier reconnu et levé.

Il nous semble enfin que de ces constatations doivent découler quelques considérations touchant la symptomatologie et la marche de cette affection, comme aussi touchant le traitement à opposer à une affection qui pour être toute différente du cancer du rectum n'en a pas moins une influence funeste sur la santé, et qui trop souvent comporte un pronostic des plus sombres.

Symptomatologie. — Marche. — Complications.

Au point de vue des symptômes nous serons relativement bref, car l'étude de cette affection est fréquemment exposée dans les différents traités.

On peut diviser schématiquement pour la commodité du sujet, l'évolution du rétrécissement, en phases distinctes, la première généralement passe inaperçue, la seconde, celle où les phénomènes s'accusent, est constituée par les troubles de la défécation, des alternances de diarrhée et de constipation, un écoulement quelquefois considérable de matière purulente, et une troisième phase enfin qui est marquée par les complications ou une phase véritablement cachectique.

Il doit être bien rare que le chirurgien soit consulté dès le début, les sensations perçues par la malade n'attirent que médiocrement son attention. La constipation est si habituelle chez elle, les douleurs qu'elle peut éprouver du côté du petit bassin trouvent si facilement leurs explications dans une lésion quelconque de l'utérus ou de ses annexes qu'elle rapporte ces petits ennuis soit à de la métrite, soit à la présence d'hémorrhoïdes qui, on le sait, peuvent accompagner l'évolution du rétrécissement du rectum.

Nous n'avons pu trouver en effet dans nos recherches que le cas rapporté par M. Tillaux dans ses cliniques. Il s'agit d'une malade soignée par M. le Dr Ferrand. Là, en effet, nous trouvons noté par le médecin de Laënnec des phénomènes de rectite, et expressément signalé par M. Tillaux un écoulement purulent mélangé de glaires et de sang. Par le toucher rectal on sent déjà des granulations et une muqueuse ulcérée. Ce sont ces signes qui mettent en éveil l'attention de M. Tillaux et lui font penser, en dehors des commémoratifs, qui ne peuvent être recherchés, en l'absence de tout stigmate syphilitique, à une rectite spécifique qui doit se confirmer à bref délai par l'apparition d'un rétrécissement. La suite des événements donne raison au chirurgien de l'Hôtel-Dieu et bientôt il faut une intervention suivie du passage longtemps continué de bougies en bois pour amener le rectum à recouvrir son calibre et donner aux matières fécales un libre écoulement. Nous ne croyons point trop nous avancer en disant que la présence de ces granulations de la muqueuse a été pour le chirurgien un guide précieux dans le diagnostic à poser, si délicat dans l'espèce on en conviendra.

C'est seulement quand la sténose arrive à être marquée qu'il est possible de reconstituer les antécédents immédiats qui ont précédé les symptômes et les signes non douteux du moment où se pratique l'examen.

On apprend alors que depuis longtemps, plusieurs mois souvent, les malades ont un peu de difficulté à aller à la garde-robe, qu'elles rendent quelquefois des masses glaireuses analogues à du blanc d'œuf, parfois même ce mucus est strié de sang. Le passage des matières est pénible, la sensation cuisante, rappelant une brûlure. Les malades, d'ailleurs, pour qui la défécation est devenue d'une importance considérable, en raison des souffrances qu'elle leur coûte, dépeignent leurs sensations avec un grand luxe de détails.

Si à ce moment on pouvait les examiner, peut-être aurait-on la chance de pouvoir enrayer cette redoutable et si cruelle affection. Le traitement mercuriel ioduré donnerait peut-être ici des résultats qu'il est impossible d'attendre de lui, quand on est en face d'une lésion constituée, organisée et que le rectum est remplacé par ce tube inextensible décrit dans les relations anatomiques que nous avons rapportées.

Puis, lentement le plus généralement, survient la phase des signes confirmés. La difficulté de la défécation s'accuse de plus en plus. Les malades redoutent le moment et usent des lavements, des purgatifs, elles restreignent leur alimentation dans la crainte de voir s'accumuler, des matières fécales, ne se présentent à la garde-robe que le plus rarement possible, tous les 4, 6, 8, 10 jours et même plus.

Elles fournissent les efforts les plus considérables, s'imaginent de mille manières à seconder l'intestin, le sollicitent quelquefois par la présence de corps étrangers laissés en place momentanément, cherchent à modifier la consistance des matières en les broyant avec le doigt (*Dict. Jac.*), à les désagréger, d'autres s'introduisent dans le rectum jusque dans l'S iliaque un tube long de un pied et demi pour porter au-dessus du rétrécissement un courant d'eau qui doit les soulager (observation de König, de Göttingen).

Enfin, elles expulsent une plus ou moins grande quantité de matières dont la forme varie avec la consistance des fèces et le degré d'étroitesse du rétrécissement

Les selles ramollies sont quelquefois aplaties, en forme de ruban comme si elles étaient striées au laminoir.

Cette variété qu'indiquent les malades, qu'elles décrivent minutieusement, car leur observation n'est que trop motivée par leurs souffrances, est quelquefois schématiquement représentée par un fac-similé en bois qu'elles vous présentent. Cette forme rubanée des matières, cet aplatissement en fourreau de sabre serait spécial au rétrécissement siégeant bas, c'est-à-dire près de l'anus, de telle sorte qu'au-dessous du rétrécissement il n'y aurait pas une longueur d'intestin suffisante pour que leur forme puisse être modifiée par les contractions de ce dernier segment. Tous les auteurs n'attachent pas à la forme des matières une très grande importance. D'autres fois les matières sont arrondies en boule, de petit volume. Elles coïncideraient avec un rétrécissement plus élevé, mais dépendraient surtout de la consistance des matières qui arriveraient à se segmenter sous l'influence des contractions de l'intestin.

Les efforts qui sont nécessaires pour amener de telles garderobes n'éveillent pas de douleur seulement dans la région anale, mais se représentent au loin, comme il est presque de règle dans les différentes affections des viscères contenus dans le petit bassin. Partout en effet on voit signalé du ténesme, des épreintes, des irradiations dans le haut des cuisses, dans le ventre, dans les reins, des coliques très pénibles.

Mais à côté de ce symptôme caractérisé par la constipation, les malades se plaignent très souvent de poussées diarrhéiques intenses, ce sont là de véritables débâcles qui arrivent tous les 4 ou 5 jours dans le début et qui s'espacent de plus en plus à mesure que la rectite se manifeste davantage et que le rétrécissement devient plus serré.

On comprendra sans peine, qu'après de pareils efforts, la muqueuse intestinale, si gravement malade déjà, sous le traumatisme pour ainsi dire que lui font subir les matières fécales, chassées qu'elles sont par de violentes contractions de l'intestin, donne lieu à quelques hémorrhagies. Celles-ci sont toujours de peu d'importance et se bornent le plus souvent à l'émission de quelques gouttes de sang. Il est logique de penser, croyons-nous, que cet écoulement sanglant trouve sa source dans les ulcérations qui accompagnent le rétrécissement, mais il faut rappeler aussi que souvent l'on note la présence d'hémorrhoïdes concomitantes. Sous les efforts du malade il se fait, sans nul doute, une congestion intense des organes du petit bassin et il n'est pas surprenant que par la tension une petite veine vienne à se rompre.

Un autre symptôme qui est constant est l'écoulement de pus, de matières glaireuses par le rectum. Les malades croient avoir besoin de déféquer, elles se présentent à la garde-robe et expulsent une matière analogue à du blanc d'œuf, à du frai de grenouille, et aussi et surtout une plus ou moins grande quantité de pus. C'est généralement ainsi que commence la selle et la raison en est, nous le rappelons, dans la présence même de cette grande ulcération que Gosselin a le premier rencontrée et le premier décrite avec soin. La muqueuse à ce niveau a perdu son épithélium, l'intestin n'est donc plus garni en quelque sorte de ce vernis isolant qui protégeait la fine structure de sa muqueuse du contact direct des matières fécales. Celles-ci, pensons-nous, jouent le rôle de corps étranger vis-à-vis de la muqueuse et se conduisent comme tels dans la formation de cet ulcère, mais aussi la septicité de leur nature doit bien entrer en ligne de compte alors qu'elles sont en permanence en contact avec une surface exulcérée et vraisemblablement absorbante.

Ce symptôme d'écoulement purulent est tout aussi important que les difficultés de la défécation, il est noté par tous les auteurs. Il peut prendre quelquefois une importance considérable et nous avons relaté dans le travail de Hahn déjà cité, qu'une fille atteinte de sténose rectale, perdait chaque jour une quantité de pus atteignant la valeur d'un litre par vingt-quatre heures ; on peut penser qu'une telle perte de pus ne se répète pas chaque jour sans amener de graves retentissements sur l'état général. Son odeur peut devenir une nouvelle source de tourments. König, de Göttingen relate le cas d'une femme qui avait par le rectum un écoulement purulent si infect, qu'il était impossible à son entourage de rester auprès d'elle dans une pièce fermée.

A côté de ces symptômes voyons rapidement maintenant les signes que peut recueillir le médecin par un examen direct.

Le mieux, croyons-nous, est de placer la femme dans le décubitus dorsal, comme si l'on voulait pratiquer chez elle la taille périnéale.

La vue de la région révèle souvent la présence de condylomes, plus ou moins nombreux. Leur description est trop connue et leur valeur commémorative trop généralement acceptée pour que nous nous y attachions d'avantage. L'anus fréquemment a conservé sa configuration normale, et ce n'est que dans un cas que nous avons trouvé une déformation due à la lésion même qui débutait à ce niveau. La chose est assez rare pour que M. le professeur Fournier ait tenu à conserver dans sa collection particulière le moule de ce malade. (Pièce 151.)

Par le toucher rectal, qui doit-être pratiqué avec une scrupuleuse modération et une très grande douceur, on arrive à rencontrer des modifications très nettes de l'intestin. A propos de la modération et de la douceur dont il faut faire preuve en procédant à cet examen, nous rappellerons ces cas malheureux où un simple toucher rectal a été le point de départ d'une péritonite rapidement mortelle (Lannelongue).

La muqueuse se présente avec d'importantes modifications. « Celle-ci est inégale, rugueuse, un peu mamelonnée », dit M. Tillaux. Elle a perdu son élasticité. Ces caractères s'accusent de plus en plus à mesure que le doigt se porte plus haut. En même temps le calibre du rectum se resserre de plus en plus en forme d'entonnoir, et à quatre ou cinq centimètres de l'anus on arrive sur le point le plus rétréci que le doigt ne peut franchir. Le rétrécissement du rectum présente donc deux caractères cliniques qui pour moi sont presque pathognomoniques : une rectite granuleuse (proliférante d'Hamonic), avec infiltration des parois précédant le rétrécissement, puis la forme en entonnoir de la partie rétrécie.

Cette partie rétrécie constitue une filière plus ou moins étroite ayant parfois la dimension d'une plume d'oie qui se prolonge en haut à une certaine distance, généralement à un ou 2 centimètres, pour se terminer assez brusquement par un bourrelet au niveau d'une portion dilatée du rectum. »

Nous retiendrons de cet examen la présence surtout des modifications de la muqueuse, la présence de ces petites saillies aplaties, irrégulières, rangées en colonnades, séparées par des sillons plus ou moins profonds, exulcérés ou non. Leur présence nous semble constante et dans les observations que nous avons eues à notre disposition nous les avons trouvées décrites ainsi qu'il précède, ou bien désignées par les mots d'îlots de muqueuse indurée, de crêtes, de saillies, quelquefois sous le nom de condylomes internes donné à elles par M. Després. Ce terme nous paraît mérité, car il établit un rapprochement entre ces végétations et les végétations péri-anales sous forme de condylomes dont on connaît la valeur. Une fois même, le chirurgien que nous venons de citer a pu voir un condylome péri-anal se continuer avec une crête de la muqueuse (Chirurgie journalière).

Quant à la forme du rétrécissement, sa comparaison avec un cône nous semble exacte. Il faut bien entendu pour cela que la sténose soit circulaire, et non point seulement limitée à un point de la paroi.

Dans ce dernier cas, au rétrécissement réel que constitue la masse indurée peut s'ajouter du spasme qui vient encore augmenter en apparence et en réalité l'étroitesse de la sténose. Tel est le cas d'une malade qui a été dans notre service et qui présentait à l'exploration sous chloroforme un rétrécissement accessible, admettant avec peine l'extrémité de l'index. Quand elle fut chloroformée, elle présentait bien encore et manifestement une sténose de l'intestin, mais le doigt pouvait facilement s'engager et dépasser le chenal du rétrécissement. Il nous semble que la douleur produite par le passage du doigt sur une muqueuse déjà malade a pu par sa présence éveiller une contraction de la musculature intestinale qui est venue enserrer le doigt explorateur. Peut-être encore est-il permis de dire que l'arrivée du bol fécal sur l'ulcération sus-jacente au rétrécissement, agit comme l'index explorateur et amène la formation plus ou moins durable d'un spasme du rectum, qui vient encore s'ajouter aux difficultés que doit vaincre l'intestin. En raisonnant par analogie on voit qu'il se passe des phénomènes analogues dans l'urèthre atteint de stricture blennorrhagique. Un rétrécissement qui admet une bougie d'un certain calibre peut à un moment donné arrêter le passage d'une colonne d'urine égale par son volume ou moindre même à cette bougie, du seul fait que par voie réflexe s'éveille un spasme qui s'ajoute au rétrécissement pathologique existant.

Tels sont habituellement les signes et les symptômes d'un rétrécissement du rectum, mais comme nous l'avons fait pressentir déjà, le siège de la sténose peut être tout à fait différent. Aussi certains chirurgiens ont-ils conseillé pour atteindre le point rétréci de pratiquer le toucher rectal, la malade étant debout. Ce moyen sans doute peut être employé comme dans le cas où l'on n'atteint que difficilement le col utérin entraîné par un corps fibreux qui émerge du petit bassin. De même la bougie armée d'un ballon qu'on gonfle après qu'il a dépassé l'obstacle, peut donner quelques renseignements ; mais son application générale nous semble ou inopportune ou difficilement réalisable. On en est convaincu quand on a pratiqué un certain nombre de touchers rectaux. Chez l'individu sain quand le doigt est arrivé dans l'ampoule rectale il sent des plicatures, des saillies de la muqueuse qui demandent un certain tâtonnement pour être franchies. Comment avec l'instrument imaginé par Laugier se guider quand le doigt, cet explorateur intelligent, a quelquefois de la peine à se bien guider. Mieux vaut encore recourir à une exploration plus complète qui répond aux cas cliniques qu'il nous reste à envisager.

Qu'il nous soit permis ici de prendre un exemple. Ce matin même, grâce à l'obligeance de M. Le Dentu, nous avons pu examiner cette malade dont l'observation rédigée par les soins mêmes de ce chirurgien, nous a fourni déjà à plusieurs reprises matière à développement. Il s'agit en deux mots de cette femme qui présente une première sténose rectale qu'on lève, au-dessus des phénomènes de rectite granuleuse, puis le commencement d'un second rétrécissement, si haut placé qu'il faut une exploration manuelle pour l'atteindre, puis un anus artificiel pour la soigner. Celui-ci malheureusement ne peut être que temporaire à cause d'une procidence considérable de la muqueuse et de phénomènes d'autodigestion du pourtour de l'anus artificiel.

Sur cette malade, on ne trouve plus trace du premier rétrécissement, mais à bout de doigt, on sent l'arrête du second rétrécissement, la muqueuse est grenue surtout quand on porte le doigt en haut et à gauche. (La malade est dans la position du spéculum.) Elle se plaint vivement de la difficulté des garde-robes, elle perd encore du sang par l'anus. Son état général est encore bon cependant. Elle souffre notablement, quand on pratique le palper abdominal ; les parois bien relachées on constate deux choses, la première c'est que l'S iliaque vide est accessible à la palpation, la seconde est relative à la douleur produite par l'examen.

L'S iliaque nous a paru comme un boudin, allongé, pâteux et mollasse, que nous distinguions très nettement sur son trajet connu.

Nos sensations étaient d'accord avec celles que venait de percevoir M. le Dr Le Dentu lui-même. Cet examen a été sûrement facilité par la présence de la cicatrice de l'anus artificiel. Il y a là en effet, sur une longueur de 5 ou 6 centim., une petite éventration consécutive où les parois relâchées se laissent facilement affaisser et qui permet d'éviter la contraction musculaire des plans de la sangle abdominale. Ce qui nous a frappé aussi, c'est la douleur que nous provoquions pendant cet examen, pratiqué cependant avec douceur et ménagement. Ce point nous a semblé avoir quelque importance que nous ne voulons point exagérer à coup sûr, mais il nous semble indiquer que l'S iliaque est encore malade et qu'il se passe dans l'intérieur de ses parois, ce qui déjà s'était manifesté lors de la levée du premier rétrécissement, sur les points de la muqueuse sous-jacente à la stricture.

D'ailleurs ce signe pour être rare a été déjà signalé par Konig de Göttingen, qui constate l'induration et la douleur sur l'S iliaque d'une malade qui porte un rétrécissement syphilitique et des lésions de l'intestin remontant jusqu'à un pied et demi.

Il peut donc être utile de procéder ainsi extérieurement à un examen des parties éloignées du rétrécissement. Enfin dans un certain nombre de cas, le toucher manuel du rectum peut être indiqué pour arriver à préciser le siège d'un rétrécissement particulièrement élevé.

Nous nous empressons de dire qu'il ne s'agit point là de délimiter la hauteur à laquelle s'élèvent les lésions, mais bien de savoir où commence la maladie du rectum, sa partie inférieure étant indemne. Pratiquer le toucher manuel dans d'autres conditions serait une imprudence énorme et ferait courir à la malade les plus grands dangers, à cause même de la résistance si faible des tissus pathologiques, qui à coup sûr se rompraient et donneraient naissance à une péritonite rapidement mortelle par exemple.

Tels sont les signes et les symptômes d'un rétrécissement rectal d'origine vénérienne ou syphilitique. Tels sont les moyens dont on peut disposer pour arriver à sa connaissance. Si nous envisageons la marche de cette affection, il suffit de lire les observations pour voir que cette marche est lente à coup sûr, que ces lésions que nous avons décrites s'établissent en général lentement, que les symptômes de plus en plus graves se succèdent dans le même ordre et l'on comprend sans peine, que lentement, mais sûrement, l'état général des malades périclite, que leurs forces s'en aillent et qu'ils arrivent petit à petit à une sorte de cachexie. Ils ont bien des raisons matérielles pour en arriver là. Les fonctions digestives sont languissantes. Leur appétit n'est plus suffisant pour réparer les pertes de pus qu'ils font en grande abondance quelquefois ; ils s'émacient et sont enlevés par quelque complication qu'il nous faudra rapidement passer en revue.

Leur état cérébral n'est pas moins lamentable à en juger par le sombre tableau que nous en trace de Santi dans sa thèse. « A cet état général si précaire, il faut ajouter, dit-il, le trouble profond des facultés morales du malade ; abattu par les souffrances, incapable d'une autre pensée que celle de ses maux, il oublie ses affections, ses travaux, ses plaisirs, il ne songe qu'à une chose, débarrasser son intestin ; c'est là l'idée qui le tourmente; objet de dégoût pour lui-même comme pour les autres, il s'isole peu à peu de la société; son caractère devient sombre et irritable, le découragement et le désespoir s'emparent de son esprit et des pensées de suicide se présentent à lui. »

La moyenne de cette affection est très variable, elle dure en général plusieurs années, la moyenne est de 5 à 7 ans, mais l'on rencontre rarement des malades qui depuis 20 ans sont porteurs de cette affection.

La vie est le plus généralement menacée par la tuberculose ou la péritonite.

La phtisie pulmonaire en effet est fréquemment notée dans les autopsies, et cette fin ne doit rien avoir de surprenant quand on songe à la dénutrition que subissent les malades. Dans cette infériorité vitale où les mettent leurs pertes purulentes continues, la diminution de leur appétit, leurs souffrances considérables, il n'est pas surprenant de les voir succomber à la phtisie.

La pelvi-péritonite est fréquente et cette fréquence s'explique par les rapports de voisinage si étroits, qui unissent le rectum et l'utérus avec ses annexes. On sait qu'on trouve fréquemment à l'autopsie, dans les parois mêmes du rétrécissement, de petits espaces anfractueux, pleins de pus, que d'autres, quelquefois beaucoup plus considérables, entourent le rectum, c'est là évidemment la cause de ces inflammations propagées aux organes de l'enceinte pelvienne. Qu'une cause quelconque, un toucher intempestif ou brutal, une dilatation un peu brusque vienne à rompre la paroi d'une de ces collections, une communication peut se faire avec le péritoine et la mort ne se fait guère attendre. Enfin on note des fistules entre le rectum et l'utérus, le vagin, la vessie, ou bien qui s'en viennent à l'extérieur, au voisinage de l'anus.

Contrairement à ce qui se passe dans les autres variétés de rétrécissement où les fistules partent du point sus-jacent au rétrécissement, c'est de la sténose même, de ses parois quelles proviennent ici. Elles ont vraisemblablement pour origine quelqu'une de ces cavernes contenues dans l'épaisseur du tissu morbide. Ce n'est pas d'ailleurs la seule particularité qu'elles présentent. Elles sont susceptibles de guérir par le traitement mercuriel, ce qu'exprime ainsi le professeur Trélat dans une lettre écrite au professeur Fournier au lendemain de sa publication sur le syphilome ano-rectal. Pour M. Trélat ces fistules sont syphilitiques et non inflammatoires, il en a rencontré 5 ou 6 cas. Leur physionomie est spéciale. Elles se produisent lentement, d'une manière quasi-latente, sans fusée, sans phlegmon, sans abcès. Elles semblent faire partie du processus pathologique lui-même. On dirait d'un travail régressif simple et non d'une ulcération. Aussi quelques-unes de ces fistules sont-elles larges à y mettre le petit doigt, aussi encore toutes ne sont pas recto-cutanées ; il y en a de vulvo-cutanées et quelquefois de vulvo-vaginales. M. Desprès leur reconnaît aussi des caractères spéciaux, mais suivant sa théorie c'est l'expansion pour ainsi dire du phagédénisme développé sur le chancre anal. Conséquent avec lui-même, il croit dangereux de les ouvrir et dans une observation qu'il cite, le débridement a causé une inoculation de la plaie et une réinfection des plus difficiles à guérir ?

Pour lui aussi, ces fistules sont faciles à reconnaître : à cause, dit-il, de l'aspect de l'orifice cutané dont les bords ne sont point décollés comme ceux des fistules observées chez les phtisiques ou ne présentant point cette élévation en cul de poule caractéristique, qui existe dans les cas de fistules simples, et enfin, à cause des conditions dans lesquelles elles surviennent.

Si nous résumons cet aperçu clinique, nous voyons qu'essentiellement la maladie se caractérise par des troubles dyspeptiques qui en imposent quelquefois, puis par des phénomènes de diarrhée et de constipation, des pertes glaireuses et purulentes, une dénutrition plus ou moins marquée et un état général affaibli ; à l'examen objectif, on a la sensation de la rectite granuleuse, de la forme en entonnoir ou en bride du rétrécissement, si celui-ci est accessible ; s'il est situé très haut, l'emploi de bougies spéciales peut être indiqué, mais il donne lieu à des erreurs si l'on ne s'entoure pas de grandes précautions ; le toucher rectal manuel dans des cas rares peut être indiqué. La palpation de l'S iliaque a pu fournir enfin dans quelques cas aussi d'utiles renseignements.

Quant à la marche de cette affection, elle est assez lente en général et dans nos observations on voit notés comme durée les chiffres de 10, 15 et même 20 ans. Nous nous hâtons d'ajouter que ce sont là des chiffres exceptionnels.

Diagnostic.

Quand le rétrécissement est situé à la partie inférieure, quand, en d'autres termes, il est accessible au doigt, son diagnostic est facile. On a le plus généralement les antécédents, quelques stigmates vous mettent sur la piste, les troubles de l'intestin attirent votre attention et le toucher quelquefois ne vient que confirmer, par les caractères qu'il révèle, la nature même de l'affection. Mais le toucher rectal doit toujours être pratiqué, c'est là une règle absolue à laquelle il ne faut point déroger. Souvent même, alors que l'attention est attirée du côté du rectum, le doigt peut rencontrer un intestin lui paraissant normal et qui porte cependant un peu au-dessus du point où s'arrête l'exploration, des lésions déjà très avancées qui passeraient inaperçues si l'on ne complétait l'examen.

On ne confondra point l'affection qui nous occupe avec un rétrécissement congénital par exemple. Sa forme annulaire, complète ou incomplète, qui peut aller quelquefois jusqu'aux apparences d'un diaphragme perforé, sera facilement reconnue.

Le peu de résistance de la portion la plus centrale, les caractères de la saillie en éperon, son siège si intimement lié au mode de développement du rectum seront les signes positifs principaux en faveur de la congénialité d'un vice de conformation.

Le malade souvent fera remonter à l'enfance les troubles qu'il éprouve dans la défécation.

La confusion s'établirait peut-être plus aisément avec un rétrécissement de nature cancéreuse. L'indication du sexe sera déjà une présomption, la femme étant beaucoup plus que l'homme exposée au rétrécissement vénérien, tandis que c'est dans le sexe masculin qu'on voit le plus souvent se développer l'épithélioma du rectum. La marche est plus rapide, l'émaciation plus marquée, les pertes de sang plus abondantes dans la carcinose rectale. Le toucher montre dans les lésions spécifiques ou vénériennes, une certaine régularité qui n'existe point dans la dégénérescence cancéreuse. Ici, comme là, il y a sténose, productions anormales de végétations, écoulement par l'anus de matières purulentes, mais dans le rétrécissement syphilitique la muqueuse présente les crêtes longitudinales, résistantes, peu volumineuses que nous avons signalées. La stricture elle-même est progressive, se présentant avec un certain ordre, tandis que dans le cancer on trouve des masses indurées, irrégulières, bosselées, résistantes en ce point, molles et friables à tel autre, n'entourant point régulièrement comme une virole le calibre même de l'intestin. L'ichor que sécrète celui-ci est d'une odeur infecte qui l'emporte encore sur l'odeur même des matières fécales. C'est de la lavure de chairs pourries, tandis que la perte de pus dans la variété qui nous occupe est semblable à une purée verdâtre dont l'évacuation précède l'émission des matières stercorales. Tandis que l'hémorrhagie plus ou moins abondante est fréquente et presque de règle dans l'épithélioma, c'est la grande exception dans la syphilis du rectum où le sang n'apparaît guère que pour strier les matières glaireuses que rejette le malade.

Tels sont les principaux signes qui permettront d'éviter la confusion entre ces deux variétés.

Nous ne dirons rien des hémorrhoïdes, de la fistule à l'anus, nous reportant pour cette dernière aux signes que lui reconnaissent M. Desprès et le professeur Trélat.

Quant au rétrécissement spasmodique, affection rare et qui semble symptomatique d'une lésion de voisinage le plus généralement en rapport avec une affection des voies génito-urinaires, un peu de patience de la part du chirurgien l'amènera à vaincre la résistance anormale du sphincter. La régularité de la muqueuse rectale, sa souplesse et sa mobilité ne laisseront aucun doute. S'il en existait encore, l'emploi de l'anesthésie ferait vite la certitude.

Les cicatrices régulières ou irrégulières qu'on peut trouver dans le rectum, soit qu'elles résultent d'une intervention ou d'une affection antérieure, comme la dysenterie par exemple, pourront être facilement différenciées. Ces dernières sont irrégulières, aplaties, n'envahissent pas circulairement tous les points de l'intestin, et en tous cas il manque toujours les modifications de la muqueuse, cette rectite proliférante sur laquelle nous avons à plusieurs reprises appelé l'attention. Enfin les commémoratifs peuvent guider encore, seraient-ils fournis même par un syphilitique ayant eu la dysenterie. On le voit donc, quand le rétrécissement est accessible au doigt, le diagnostic n'offre pas de grandes difficultés. Mais si le rétrécissement siège plus haut, son existence même peut être méconnue pendant un temps plus ou moins considérable, alors même qu'on a fait avec le doigt, ce qu'on ne doit jamais oublier, nous le répétons, l'exploration minutieuse de la partie inférieure du tube digestif. A quels signes alors pourra-t-on les reconnaître, ou être mis sur la voie du diagnostic ?

Kümmel, dans un assez long article publié dans les cliniques de Wolkmann (285 Ueber hochgelegene Masbdarmstrikterron), montre les difficultés du diagnostic et insiste sur quelques signes qui lui paraissent importants.

Les malades qui portent ainsi un rétrécissement, à 12 centimètres et au-dessus par exemple, accusent une sensation de pression au niveau du petit bassin, une brûlure au niveau des lombes, des tiraillements, une sensation de ballottement dans l'abdomen, puis des troubles de dyspepsie plus ou moins marqués avec leur cortège d'accidents nerveux. La diarrhée peut-être opiniâtre et justifier ce paradoxe apparent : que la diarrhée est un bon signe de constipation. Le malade éprouve encore des tiraillements du côté du sacrum, des épreintes ; il note quelquefois un besoin très vif, impérieux d'aller à la garde-robe, à peine a-t-il le temps de s'y présenter, et cet incident se renouvelle le plus fréquemment le matin, dès le réveil. La selle est constituée par des glaires, sortes de bouchons muqueux, du pus, et enfin par des matières rubanées, ovillées quelquefois, assez souvent aussi de forme régulière. En questionnant le malade, on apprend de lui que lorsqu'il a fait des efforts plus ou moins considérables, il y a un moment où il n'est plus le maître d'arrêter par une brusque contraction du sphincter le passage des matières. La partie inférieure du rectum semble un tube rigide dans lequel passent les matières sans être influencées par les contractions de cette dernière région de l'intestin.

Nous n'avons vu noté nulle part cette constatation. Nous ne la mettons point en doute, à coup sûr, mais nous rappelons ici que les malades atteints de troubles de la défécation ont le système nerveux un peu sensible et que le plus petit fait, d'ailleurs insignifiant est souvent dénaturé, grossi par eux avec les meilleures intentions du monde. C'est dans ces cas que l'exploration élevée du rectum doit être faite, après qu'on s'est assuré que dans le petit bassin, du côté des annexes de l'utérus et de l'utérus lui-même rien n'exerce une compression sur le rectum.

L'exploration manuelle nous semble indiquée dans ces cas puisque la partie inférieure du rectum est saine et qu'il semble y avoir une sténose sur un point élevé de l'intestin. Nous ne reviendrons point ici sur la modération qu'il faut mettre dans cette manœuvre. Nous rappellerons seulement de quelle utilité elle a été pour M. Le Dentu dans une observation déjà rapportée.

Kümmel pense encore qu'il faut se servir de bougies, de sondes œsophagiennes, mais il faut savoir que les flexions de l'S iliaque permettent de grands déplacements; que la sonde ayant butté et s'étant arrêtée dans une plicature de la muqueuse une pression peut amener une déchirure, peut déplacer le viscère au point qu'on peut sentir, par la palpation abdominale, la sonde non seulement dans la fosse iliaque gauche, mais encore dans la fosse iliaque droite. Grâce à ce déplacement de l'intestin, le promontoire un peu saillant peut être pris pour l'obstacle, il en est de même pour des masses fécales indurées. Mais à supposer que l'instrument se soit facilement engagé dans un chenal étroit, il faut soigneusement noter la distance à laquelle il se trouve de l'anus, pour vérifier que son siège reste toujours le même, dans des explorations successives. Les instruments dont on peut se servir sont variables, des bougies à boule olivaire en ivoire, l'appareil de Laugier ou d'Allingham qui est son analogue, l'éponge montée dont on se sert pour refouler les corps étrangers de l'œsophage, etc.

Kümmel dans deux cas a pu utiliser et tirer grand parti de ce mode d'exploration.

Nous donnons un résumé d'une de ces observations qui montre bien combien sont insidieux les rétrécissements élevés du rectum.

Observation IX. — N..., 42 ans, consulte Kümmel en octobre 1883. — Cet homme a vécu dans les régions tropicales. Il n'a pas eu de dysenterie, mais seulement un peu de catarrhe intestinal. Il est dyspeptique et revient en Europe. Pendant la traversée, les phénomènes qu'il éprouvait s'amendent. Puis peu de temps après son retour il souffre de la dyspepsie, de ballonnement stomacal. La défécation semblait régulière. Toutes les médications internes sont employées. Son état reste le même.

Depuis 1881, au moment de la garde-robe, évacuation quelquefois de petits fragments analogues à du frai de grenouille. Les matières passent comme au travers d'un canal rigide, sans participation utile à la défécation de la dernière partie du tube digestif (il est noté que le malade est particulièrement intelligent). La défécation semble incomplète. Ces différents symptômes, dit Kümmel, lui font penser à un rétrécissement.

Pressé de questions, le malade se rappelle avoir souffert du rectum, il a du sang qu'il croyait provenir d'hémorrhoïdes. Les viscères sont sains, mais le malade est amaigri et pâle.

Au toucher rectal, le doigt ne note rien de spécial.

Au spéculum, on note un peu de catarrhe de la muqueuse, on passe une bougie rectale à boule olivaire. Elle remonte à 13 centimètres où elle rencontre un rétrécissement. Celui-ci franchi, elle en trouve un autre à 16 centimètres qui n'est dépassé qu'avec difficulté. Au retour on sent deux ressauts typiques. On dilate ces deux rétrécissements. L'inférieur cède vite. Le supérieur, plus haut, résiste davantage.

Au bout de deux mois il est dilaté et permet le passage de grosses bougies rectales. C'est alors que le chirurgien découvre à 21 centimètres de l'anus un 3e rétrécissement long de 3 centimètres ; à ce niveau, est-il dit, les instruments se repliaient et faisaient croire à un calibre normal.

Au bout d'un an et un quart, le catarrhe intestinal n'avait point encore complètement disparu.

Dans cette observation, rien ne fait penser qu'il s'agit de rétrécissements syphilitiques et nous prévoyons l'objection qu'on en peut tirer, aussi n'est-ce point à ce titre que nous la présentons, mais bien pour montrer que des rétrécissements élevés sont souvent difficiles à diagnostiquer et peuvent donner le change au chirurgien qui en soupconne la présence. Ne voyons-nous pas Kümmel lui-même ignorer, malgré des soins continués pendant longtemps, l'existence du dernier rétrécissement, qui est situé à 28 cent. de l'anus?

Traitement.

Dans ce dernier chapitre de notre thèse nous passerons rapidement en revue les différentes méthodes employées pour lutter contre cette affection. Elles sont nombreuses à coup sûr, ce qui de prime abord pourrait prouver qu'il n'en est pas de radicale. C'est qu'en effet le problème est complexe et que le chirurgien doit lutter contre des lésions complexes, difficiles a atteindre, toujours teintées par des matières septiques qui irritent et peuvent infecter les plaies opératoires.

Il nous semble utile de diviser le traitement en deux parties suivant que les lésions sont facilement accessibles, ou bien au contraire que le doigt est impuissant à les atteindre.

Dans l'un et l'autre cas, le diagnostic étant posé, et les antécédents connus, il semble à priori que dans l'espèce le traitement mercuriel et ioduré doit donner un résultat favorable. C'est malheureusement l'exception, tous les auteurs sont d'accord sur ce point et dans nos recherches nous n'avons pu trouver que 4 cas où l influence de cette médication ait été heureuse et favorable. Deux de ces cas ont été fournis à l'observation du professeur Fournier, et deux autres appartiennent au professeur Trélat. Dans une lettre écrite au professeur de syphiligraphie, ce dernier signale les bons effets du traitement mercuriel sur deux de ces malades. M. Trélat s'exprime d'ailleurs ainsi :

« Deux fois j'ai vu le traitement ioduré amener : une fois une quasi-guérison, une autre fois chez une malade que j'ai suivie près de 4 ans une très grande amélioration, consistant en arrêt de la marche progressive de la coarctation, et même diminution de celle-ci et guérison des fistules avec persistance de leur trajet. J'entends par là que ces fistules se cicatrisent et ne donnent lieu à aucun suintement. »

C'est peu à coup sûr que ces 4 cas heureux rassemblés où la

médication antisyphilitiqne triomphe d'un accident syphilitique. Voilà ce que pensent des adversaires de la théorie où, dans la production de cette affection, la vérole joue le rôle de cause pathogénique. L'argument ne nous semble pas avoir grande valeur, car il est possible de trouver un certain nombre de lésions où l'hydrargyre, porté à doses élevées, seul ou associé aux préparations iodurées, n'amène aucun résultat, tels sont le syphilome des lèvres, le syphilome du larynx, et les lésions nombreuses du système nerveux. Le traitement arrive pour ainsi dire après coup, alors qu'aux lésions qui peuvent se résorber, disparaître complètement, ont succédé une organisation scléreuse qui a étouffé les parties actives de l'organe. Si donc on pouvait lutter dès le début de l'affection, nous ne doutons point que le traitement antisyphilitique n'ait à son actif de plus nombreux succès. Mais, on le sait, il n'en est point ainsi et les symptômes qui accompagnent les lésions commençantes sont si vagues, si légers quelquefois qu'ils passent inaperçus aux yeux des malades les plus soigneux de leur personne.

Le rétrécissement est constitué, il est accessible au doigt, quelle conduite tenir pour rendre aux matières un libre parcours ?

Nous rappellerons ici quelques points d'anatomie pathologique touchant la structure et la consistance du point lésé. On a vu noté la friabilité du tissu, malgré sa consistance, la présence de petites cavernes pleines de pus dans l'épaisseur de ses parois, des lésions sus-jacentes à la stricture, et tout cela au voisinage d'une séreuse qui est toute prête à s'enflammer et qui peut-être l'a déjà fait, comme l'indiquent plusieurs de nos relations anatomiques. Aussi faut-il agir avec une extrême prudence, comme on le fait chez l'homme pour un rétrécissement de l'urèthre.

La dilatation est le moyen le plus fréquemment employé en agissant lentement ou bien brusquement. Le plus généralement c'est à l'aide de bougies en bois, en gomme, etc.

Nous pensons qu'il faut rejeter d'une façon absolue la dilatation brusque, la divulsion qui est une méthode aveugle alors même qu'on cherche par une instrumentation spéciale à régler l'augmentation du degré de sténose.

On agit sur des tissus dont on ignore la résistance et l'on s'expose à voir des déchirures se produire qui vont plus ou moins loin, donnant naissance à des fissures, à des trajets qui vont s'infecter et donner naissance à des poussées purulentes qui peuvent compromettre la vie du malade.

N'a t-on pas vu qu'un simple toucher rectal a donné naissance à des accidents rapidement mortels, et MM. Trélat et Delens rapportent dans leur savant article du *Dictionnaire encyclopédique* le cas d'une femme qui, à la suite d'une divulsion, a été exposée pendant plusieurs mois à un danger pressant. (Ar. du *D. encyclopéd.*). Avec la dilatation progressive ces accidents ne seraient point à craindre et si l'on en croyait M. Després ce serait là le seul traitement à instituer pour le rétrécissement qui nous occupe.

« Lorsqu'il y a une simple valvule, dit cet auteur, si le doigt passe librement, les soins de propreté suffisent et ils consistent à administrer un lavement avant la défécation et un lavement après. » C'est, nous semble-t-il, un traitement bien anodin pour une affection qui s'aggrave lentement et chaque jour ; on dirait qu'il ne s'agit là que de lutter contre la constipation. Le rétrécissement est-il en virole, alors il faudrait faire la section « sur trois points différents à l'aide du bistouri boutonné. C'est le seul cas où la rectotomie soit bonne ». Encore n'est-ce qu'une rectotomie partielle, un débridement qui porte sur trois points, comme on débride à petits coups le collet d'une hernie étranglée. Et à l'appui de l'influence heureuse qu'exerce la dilatation progressive à l'aide de bougies, M. Després cite le cas d'une femme de 26 ans qu'il traite ou qui se traite par la dilatation, M. Després l'a suivie de 1862 jusqu'en 1876, pendant une période de 14 ans.

« Les trois premières années, elle fait la dilatation avec des mèches et la canule rectale, depuis elle s'est bornée à prendre des lavements fréquents avant et après chaque défécation et à boire des tisanes rafraîchissantes et laxatives. Voici quinze ans qu'elle a un rétrécissement et qu'elle le supporte sans incommodités gênantes (obs. citée, Bullet. Soc. Chirurgie, 1873). »

Nous pensons qu'il s'agit là d'un cas exceptionnel et que d'habitude les choses ne se passent pas aussi facilement. La sténose une fois née, s'accroît lentement, mais progresse et donne naissance à des troubles si profonds que l'existence est rendue insupportable et la vie impossible.

M. Desprès consigne lui-même ce dernier point en remarquant que la tuberculose vient souvent terminer cette scène qui peut durer de longues années. Nous croyons donc qu'il faut un traitement plus actif pour répondre à la majorité des cas, même en n'envisageant ici que les rétrécissements bas situés, et qui sont facilement accessibles au chirurgien. Nous en retiendrons ce fait, d'ailleurs évident et constaté depuis longtemps, c'est que la dilatation progressive est sinon la méthode à employer toujours, du moins un adjuvant utile. Nous recommanderons même, comme le veut M. Desprès, l'emploi et le passage de bougies creuses, permettant le passage de gaz, de façon à ne point causer aux malades ce ballonnement pénible signalé par lui. Nous différerons de lui cependant sur le temps pendant lequel la canule doit rester en place, six heures au début nous semble un temps considérable qui peut être réduit.

Quant à la longueur à donner aux canules, elle nous semble dépendre de la hauteur du rétrécissement et du siège qu'il occupe. Pour cet auteur, les bougies rectales ne doivent pas avoir plus de 12 à 15 centimètres, car il faudrait craindre d'excorier l'intestin par la présence de l'instrument laissé en place. Sans doute il faut tenir compte de cette grande ulcération, mais on a pu voir par la lecture des observations que nous avons rapportées que l'emploi de bougies œsophagiennes peut devenir indispensable pour le diagnostic même du siège de la lésion, à plus forte raison en sera-t-il de même pour le traitement par l'emploi de ces moyens. Le rétrécissement du rectum peut être très élevé.

Il n'en reste pas moins acquis que la dilatation progressive est un bon moyen qui mérite d'être conservé, qu'on la pratique avec des bougies rectales, ou bien avec ce petit instrument dont parlent MM. Trélat et Delens dans leur article, instrument comparable au ballon de Tarnier ou de Barnes pour provoquer la dilatation du col utérin. Il se compose d'un petit ballon qu'on introduit dégonflé dans le chenal du rétrécissement et dont on augmente le volume en le mettant en communication avec un niveau d'eau sus-jacent, plus ou moins élevé, suivant la dilatation qu'on veut obtenir. Nous bornerons là la description de ce moyen, n'en ayant aucune expérience, ne l'ayant jamais vu employer.

Mais si la dilatation donne des résultats appréciables, il s'en faut et de beaucoup qu'elle suffise toujours.

Dans combien d'observations, en effet, ne voit-on pas signalé que l'emploi des bougies a d'abord donné une certaine dilatation, qu'on pouvait, par exemple, passer le n° 16, le n° 18 de la série, dont le diamètre équivaut à peu près à 2 centimètres. Puis la malade est perdue de vue et au bout d'un temps variable elle revient avec des accidents plus pénibles qu'au début qui tiennent à la réfection ou plus justement au rétrécissement une première fois dilaté. Faut-il accuser de là l'incurie des malades, ou ne voir que l'influence du temps passé et la marche de la maladie. Les deux raisons peuvent être invoquées, surtout la dernière. Aussi, en présence de cette marche contraire, presque fatale, l'idée est-elle venue aux chirurgiens de mettre en quelque sorte une pièce au rectum comme on le fait pour l'urèthre rétréci et de lui rendre tout d'abord un calibre suffisant pour le passage des matières. C'est à la rectotomie qu'on s'est adressé.

Nous n'avons point l'intention de passer en revue ici les différentes variétés de rectotomie, soit interne, soit externe ou bien linéaire, comme l'a pratiquée M. le professeur Verneuil, mais d'appeler l'attention sur un mode opératoire que nous avons vu employer par notre maître, M. le Dr Péan, moyen qui nous a paru simple et rapide et empêcher la réfection du rétrécissement, ce qui, on le comprend, n'arrive que trop souvent après la rectotomie linéaire. Cette opération consiste, on le sait, à fendre, en arrière, sur la ligne médiane, le rectum, depuis le point sus-jacent au rétrécissement, jusqu'au niveau de l'anus, de telle sorte que, du même coup, le rétrécissement, la portion rectale sous-jacente et qui est plus ou moins étendue, et la région sphinctérienne, se trouvent divisés. Il résulte donc une plaie qui communique avec la cavité du rectum et qui en somme est analogue à la plaie qui résulte d'une fistule complète opérée. Cette méthode à coup sûr donne une large plaie pour le passage des matières, n'expose point comme les rectotomies partielles internes, à l'épanchement des matières fécales, à leur rétention, aux fusées purulentes qui en dépendent, mais quand on examine leur mode de séparation ou de cicatrisation, on voit que la plaie bourgeonnant de sa profondeur à sa périphérie, va se séparer des plans profonds aux plans superficiels et amener la reconstitution du rétrécissement, quand la cicatrisation sera parachevée — et si le professeur Verneuil a pu citer d'excellents résultats de cette méthode, on comprend que la récidive soit possible. — Aussi nous semble-t-il intéressant de donner une description du moyen auquel nous faisons allusion.

Il a pour but de supprimer par une véritable autoplastie, pratiquée au cours même de l'opération, la plaie résultant de l'incision en arrière du rectum (Clin. du Dr Péan, *Bull. méd.*, 13 novembre 1889), de sorte que la cicatrisation ne viendra plus ajouter au tissu fibreux du rétrécissement, le tissu fibreux que comporte toute cicatrice.

Voici d'ailleurs le manuel opératoire tel que le donne notre maître :

« La malade qui a été purgée la veille de l'opération, est endormie et placée dans la position de la taille, les cuisses fortement relevées, de façon à ce que la région anale fasse une saillie aussi prononcée que possible. Cette région est ensuite rasée et nettoyée avec le plus grand soin ; pour la cavité rectale, les produits de la sécrétion sont enlevés avec des éponges montées.

Cela fait, on place un écarteur qui relève la portion antérieure du rectum, et qui est confié à un aide ; puis un doigt étant introduit dans le rectum, on incise d'un seul coup, sur la ligne médiane et en arrière, le rectum, la peau de la région ano-coccygienne et les tissus interposés. Au rectum, l'incision doit intéresser : les tuniques intestinales sous-jacentes au rétrécissement, le rétrécissement et la portion d'intestin sus-jacente à ce même rétrécissement dans une hauteur de deux à trois centimètres.

Cette dernière partie de l'incision devra être d'autant plus longue que le rétrécissement sera plus serré. Quant à la longueur de la plaie cutanée, elle doit être sensiblement égale à la plaie de la muqueuse. Elle sera donc d'autant plus étendue que le rétrécissement sera plus élevé et plus serré.

Cette incision faite, on écarte les lèvres et l'on se trouve en présence d'une surface cruentée, ayant la forme d'un losange, dont les côtés antéro-supérieurs sont formés par les lèvres de l'incision rectale et les côtés inféro-postérieurs par les lèvres de l'incision cutanée. L'aire de ce losange comprend les tissus profonds de la région (muscles et tissus cellulaires divisés par le bistouri). Cela fait, et après avoir arrêté par la pression le sang, d'ailleurs peu abondant, qui s'écoule de la plaie, on saisit avec une pince, à l'angle supérieur du losange dont il vient d'être question, autrement dit sur le point culminant de l'incision rectale, les tuniques de l'intestin ; on les abaisse et on les traverse avec une aiguille munie d'un crin de Florence.

Cette même aiguille traverse également l'angle inférieur ou cutané de la plaie. Comme les tuniques qui entrent dans la composition du rectum sont très mobiles sur les parties sous-jacentes, cet abaissement est généralement facile, et on arrive sans difficulté à mettre en contact les deux parties saisies dans l'anse du fil ; celui-ci est lié et l'on est étonné, quelle que soit la distance qui séparait primitivement les deux parties liées, de voir qu'elles s'affrontent parfaitement.

Il arrive parfois que cet abaissement de l'intestin peut être rendu difficile par suite de certaines modifications qui se sont produites au voisinage du rétrécissement. Dans les rétrécissements anciens, en effet, les tissus qui entourent l'organe malade subissent les conséquences des lésions dont il est le siège ; ils s'enflamment, suppurent même quelquefois et il en résulte des indurations que fixent plus ou moins solidement les tuniques intestinales au petit bassin. Dans ces conditions, l'abaissement du rectum ne peut se faire d'emblée ; il est nécessaire alors de séparer, par une dissection minutieuse, au bistouri, les parois intestinales, des parties voisines, et cette séparation doit être assez étendue pour que l'affrontement du rectum et de la peau se fasse sans tiraillements.

Cette complication, j'espère que nous ne la rencontrerons pas chez la malade actuelle, parce que l'affection n'est pas très ancienne et que l'exploration digitale nous a fait voir que les parois de l'intestin ont conservé leur souplesse.

Il en était tout autrement de ma première malade ; chez elle le rétrécissement, déjà ancien, avait déterminé de vastes clapiers dans le voisinage et ce n'est pas sans difficulté que j'ai pu pratiquer une dissection suffisante.

On conçoit qu'il peut se rencontrer des cas où ces désordres sont poussés à l'extrême et où la région péri-rectale est transformée en quelque sorte en un vaste clapier purulent. Il faut renoncer dans ces cas à séparer d'une façon suffisante les parois de l'intestin et le mieux alors serait d'enlever la portion inférieure de l'intestin, jusqu'au-dessus du rétrécissement, puis d'attirer en bas le bout supérieur pour le souder à la peau. Le manuel opératoire, dans ce dernier cas, ne différerait pas sensiblement de celui que l'on adopte généralement lorsqu'on veut enlever une portion du rectum envahie par une tumeur maligne.

Mais je reviens à mon opération première : l'angle que limite en haut l'incision rectale, se trouve, vous ai-je dit, abaissé jusqu'à l'angle qui limite en bas l'incision cutanée ; ceci obtenu on constate que du même coup on a rapproché au contact le bord droit de l'incision muqueuse et le bord droit de l'incision cutanée, le bord gauche de l'incision muqueuse au bord gauche de l'incision cutanée. Quelques fils de suture maintiennent d'une façon définitive ce contact.

Telle est dans sa partie essentielle le manuel opératoire qui nous semble avoir sur la rectotomie linéaire postérieure l'avantage d'adosser la peau et la muqueuse et de mettre ainsi obstacle à la reconstitution du rétrécissement. Le sphincter comme dans la méthode préconisée par le professeur Verneuil est sectionné. Voici d'ailleurs l'observation des malades qui ont été soignées dans le service :

OBSERVATION X. — *Rétrécissement syphilitique du rectum. — Condylomes. — Rectotomie linéaire postérieure.*

J. B., 28 ans, entre le 12 juillet 1889, salle Denonvilliers, lit n° 1. N'a jamais fait aucune maladie. Il y a 4 ans, syphilis ; soumise au traitement mercuriel. Nombreuses poussées de plaques muqueuses à la vulve et à l'anus.

Il y a un an et demi environ, la malade croit avoir des hémorrhoïdes. Elle consulte un médecin qui constate des condylomes et la cautérise. Panse ses végétations à la résorcine et à la poudre d'iodoforme. A ce moment, la malade va facilement au cabinet.

Depuis 6 mois, les garde-robes sont devenues de plus en plus difficiles, s'accompagnent d'efforts considérables qui amènent un peu de sang, des glaires et du pus.

Aujourd'hui, elle redoute si fort le moment de la défécation qu'elle éloigne ses selles le plus possible, ne se présente à la garde-robe que tous les 5, 6 et même 8 jours.

Malgré les soins qu'elle prend de surveiller son alimentation, malgré les lavements et les purgatifs, sa situation est devenue intolérable.

Elle entre dans le service où l'on constate la présence de volumineux condylomes, au nombre de 3 de chaque côté. Ils sont aplatis par la pression de la région. Sur la partie postérieure de la grande lèvre gauche existe une petite exulcération.

Si l'on pratique le toucher rectal, on constate que le canal de l'anus est induré et que le doigt introduit à deux centimètres de profondeur rencontre bientôt des saillies, des inégalités, dures et mamelonnées, séparées par des sillons, puis à mesure qu'il pénètre, on a la notion qu'il s'engage dans une portion de plus en plus étroite, et bientôt il ne peut plus avancer, parce que la stricture est trop étroite et aussi à cause de la douleur produite. La malade perd un peu de sang. Les garde-robes sont très pénibles ; elle perd du pus à chaque fois, surtout le matin. Les matières sont effilées et minces comme du ruban. Bien que cette femme ait maigri, son état général est suffisant, ses viscères sont sains.

13 juillet. Rectotomie linéaire postérieure avec suture à la peau de la muqueuse abaissée. Pansement à la gaze iodoformée. Les trois premiers jours, la malade à une température de 39°, ne souffre que peu. Évacuations gazeuses involontaires. Opium.

Le 4e jour, 37°,4.

Le 8e jour, les fils sont retirés ; 4 d'entre eux ont coupé la muqueuse qui adhère cependant à la peau. La malade se plaint d'un peu de ballonnement du ventre. Lavement glycériné. Évacuation facile, mais douloureuse et sans glaires sanguinolentes.

Le 26. La malade va bien, elle réclame sa sortie. La plaie est de bon aspect. L'anus semble se prolonger en arrière. L'introduction du doigt est facile, non douloureuse. La malade ne perd presque plus de pus, et pourtant on n'a rien fait contre la suppuration, que lever le rétrécissement. Pas de dilatation. La malade laisse parfois échapper quelques gaz et a perdu 2 fois seulement un peu de liquide intestinal.

Le 26. Exeat sur sa demande.

17 octobre. La malade est par hasard rencontrée par nous. Interrogée sur son état, elle est enchantée. Va à la selle régulièrement tous les jours, ne

perd plus de pus, ne souffre pas, laisse échapper des gaz, mais dit qu'elle ne perd pas ses matières.

Elle revient dans le service et l'on constate que l'apparence infundibuliforme de la région anale est déjà moindre. A la partie postérieure on voit la muqueuse rougeâtre, mais saine.

Le toucher rectal révèle toujours en avant des végétations de la rectite proliférante, mais il n'est pas douloureux.

La malade a notablement augmenté de poids, elle a repris du teint et des forces.

Observation XI. Due à l'obligeance de mon collègue Dechessac. — *Rétrécissement probablement syphilitique du rectum. — Rectotomie.*

Antécédents héréditaires. — Parents en bonne santé.

Antécédents personnels. — Adénopathie inguinale gauche il y a 2 ans. Cause inconnue. La malade cependant nie toute espèce d'accident vénérien, blennorrhagique ou syphilitique? Habitudes de pédérastie avouées. Le début des accidents remonte à 1 an. Troubles du côté du rectum. Démangeaisons. Picotements. Puis douleurs à la défécation et enfin un dépérissement qui amène la malade à l'hôpital. Actuellement, on trouve autour de l'anus de nombreux condylomes. Puis le toucher rectal indique à 4 centimètres environ un rétrécissement en bride, mince et tranchante, exactement sur tout le pourtour et permettant à peine l'introduction du doigt. Végétation de la muqueuse, au-dessous de ce point. Douleur assez vive quand on veut dépasser le rétrécissement. Le rectum paraît mobile sur les tissus environnants. Rien du côté de l'utérus.

Les symptômes fonctionnels sont : d'abord des tiraillements continuels, une douleur vive à la défécation. Puis il y a, de temps en temps, quelques hémorrhagies légères. Les matières et les gaz sont gardés. Tendance à la constipation. Pas de débâcles diarrhéiques. Les matières sont enveloppées de sang et d'une couche purulente fétide. L'état général a été très touché. La malade a maigri beaucoup.

Opération le 16 novembre. Chloroforme. Rectotomie. Incision sur la ligne médiane depuis le rétrécissement (bord inférieur) jusqu'à l'anus.

Suture des parties sectionnées du rectum aux lèvres de la plaie cutanée, tamponnement iodoformé.

Les fils sont enlevés au bout de 8 jours. La réunion est parfaite. La malade garde ses matières et ne souffre que très peu pour aller à la selle.

Elle quitte l'hôpital le 26 novembre.

Observation XII. Due à mon collègue Decressac. — *Rétrécissement du rectum. — Rectotomie postérieure.*

V., Maria, 28 ans, employée de commerce.

Entre le 10 octobre, salle Denonvilliers, lit nº 7.

Dans les antécédents de la malade, pas d'affections graves. Nie tout accident syphilitique. Le mari interrogé n'est pas affirmatif. Souffrait d'hémorrhoïdes depuis quelque temps. A 15 jours d'intervalle est opérée 2 fois par M. Marc Sée. Trace de fistule à l'anus opérée et cicatrisée, au côté gauche de l'anus. Habituellement constipée.

Actuellement, l'anus est irrégulier, béant et sans résistance à la dilatation. Toucher rectal douloureux. Le doigt franchit facilement la région du sphincter qui semble ne plus avoir de tonicité, mais à 4 centimètres on est arrêté par une bride tranchante et dure, en forme de demi-cercle située sur la paroi postérieure. La paroi antérieure est occupée par des masses comme fongueuses, irrégulières. Cette bride détermine un rétrécissement qui admet à peine l'extrémité du doigt. Lorsqu'on veut la franchir, on éprouve de la résistance, une sensation de constricture marquée et la douleur devient plus intense. L'orifice n'admet pas le doigt. La défécation est troublée. Selles volontaires, mais aussi écoulement involontaire de matières purulentes. Émission de gaz. Diarrhée en ce moment. La malade a maigri, mais l'état général est satisfaisant.

Opération faite le 15 octobre. Quand la malade est endormie le rétrécissement est beaucoup moins serré. Section de l'anus, du rectum et du périnée jusqu'au-dessus du rétrécissement. Sutures des lèvres de la plaie. Pansement iodoformé. Les fils sont enlevés le 8e jour. La suture tient parfaitement. La malade n'a pas eu d'incontinence des matières. Les gaz passent involontairement. Exeat le 14 novembre.

Observation XIII. — *Rétrécissement syphilitique du rectum. Rectotomie.*

Antécédents personnels. — A 13 ans, fièvre typhoïde. Réglée à 10 ans et depuis toujours régulièrement. Accouchement il y a 4 ans. Six mois après entre à Saint-Antoine pour y être opérée d'une fistule. Il y a 2 ans, opérée dans le service pour une seconde fistule.

A eu la blennorrhagie et vraisemblablement la vérole. Son mari a été malade. La description qu'elle donne rappelle de tous points des accidents syphilitiques. De même que le traitement prescrit. Peu de temps après, elle doit être contaminée, car le même médecin lui prescrit un traitement analogue à celui de son mari. Sur elle on ne voit plus de trace de syphilis.

Depuis 18 mois, constipation qui va toujours croissant. Selles très difficiles, douloureuses, coliques. Émission des matières purulentes par l'anus.

A l'examen, l'orifice anal est béant, condylomateux et portant les traces des opérations anciennes. Il s'écoule un liquide muco-purulent. Le toucher fait rencontrer à 5 centimètres un rétrécissement qui a déplacé le calibre du rectum : la partie perméable est surtout en arrière. Il semble que la tunique muqueuse et les autres soient infiltrées, dures, inégales sur une assez grande étendue, aussi l'anneau, la virole a-t-il une assez grande étendue, si l'on songe que la région sphinctérienne est prise depuis l'anus qui est condylomateux. L'épaississement est plus prononcé à la paroi antérieure. Le rétrécissement laisse passer l'extrémité du doigt. Il semble que les points sus-jacents soient sains. Douleur au toucher et pendant la défécation. Les matières sont quelquefois accompagnées d'écoulement sanguin, et elles sont revêtues d'une couche de pus, constipation opiniâtre. État général assez bon.

Opération, 19 novembre. — Chloroforme. Rectotomie linéaire postérieure. Suture de la muqueuse aux lèvres cutanées. Guérison rapide. Les fils sont enlevés le huitième jour. La malade perd des gaz et des matières. La cicatrisation est presque complète en 15 jours.

Dans ces observations, on le voit, la dilatation n'a pas été faite secondairement, et l'on n'a institué comme traitement des lésions sus-jacentes à la sténose que des lavages à l'eau boriquée. Rapidement l'écoulement glaireux et purulent a cessé. Les garde-robes ont été faciles. Et, fait qui nous a surpris, les malades n'ont eu que peu d'inconvénients d'incontinence des matières. Malheureusement elles n'ont été suivies que pendant peu de temps, et malgré la promesse qu'elles avaient faite de revenir à l'hôpital, nous ne les avons pas revues. En tout cas le temps n'eût point été suffisant, nous ne nous le disssimulons pas, pour pouvoir porter un jugement sur les conséquences de cette intervention. La rectotomie linéaire postérieure n'a plus à faire ses preuves, nous avons publié, nous le répétons, ces observations, à cause de la modification apportée par notre maître à la pratique habituellement en usage.

Voici maintenant la relation succincte de deux observations que nous devons à M. le Dr Tillaux. Elles nous ont été communiquées par notre ami Conzette, interne du service. La forme et les caractères du rétrécissement bien étudiés nous semblent avoir un intérêt particulier.

Observation XIV. — *Rétrécissement spécifique du rectum.* Service de M. le Dr Tillaux. Hôtel-Dieu. Sainte-Marthe, nº 20 *bis.*

Cl. Vin., 25 ans, polisseuse. Entré le 28 novembre 1889. Rien dans l'hérédité. Personnellement, à 13 ans diphtérie. Réglée à 17 ans. Fausse couche à 20 ans. Pleurésie consécutive. Perd ses cheveux en grande abondance. Céphalée intense. Pas de maux de gorge, pas d'éruption cutanée. Soignée à Lourcine pour une fistule qui est opérée. Au mois de juillet entre dans le service du professeur Richet. Soumise au traitement mercuriel au mois de mai, abcès à l'anus. Depuis quelque temps déjà elle remarque qu'elle va difficilement à la selle. Difficulté augmente. Les selles sont rubanées. Petites hémorrhagies, pertes de matière glaireuse.

A l'inspection, fistule opérée qui remonte à 3 centimètres, non cicatrisée. Toucher rectal. Immédiatement à l'entrée de l'anus on trouve deux ou trois colonnes dures fibreuses qui remontent jusqu'à 2 centimètres et demi environ de l'orifice anal, au-dessus se trouvent des granulations dures, fibreuses, sur toute la périphérie du rectum. Plus on remonte, plus elles deviennent nombreuses, transformant toute la périphérie du rectum en un véritable anneau scléreux, qui se rétrécit de plus en plus en entonnoir, de sorte qu'à une distance égale à la longueur de l'index; on ne trouve plus qu'un orifice laissant passer le bout de ce doigt. L'orifice du rétrécissement est situé dans l'axe du rectum. On ne trouve aucune masse sur la périphérie qui bombe dans l'intérieur du rectum. La consistance est la même, également dure sur toute la muqueuse.

Le toucher rectal est douloureux. On ne provoque point d'hémorrhagie en le pratiquant.

Observation XV. — Service de M. Tillaux, communiquée par M. Conzette, interne du service. (Résumée.) —Femme de 31 ans. Entrée le 12 juillet 1889. Pneumonie il y a 6 ans. 6 grossesses. Pas d'antécédents syphilitiques. Depuis 6 ans et 4 mois, éprouve de la difficulté à aller à la selle. Six mois après une chute qu'elle incrimine comme cause, elle rend du pus dans ses selles. Cette suppuration est quelquefois très abondante, 18 mois après, la malade perd du pus quand elle est debout. Quand la malade entre à l'hôpital la constipation est extrême.

Au toucher, colonnes dures suivant les plis de la muqueuse anale, puis petites végétations sur tout le pourtour du rectum, augmentant en nombre et en volume à mesure qu'on s'éloigne de l'orifice anal. Puis à 4 centimètres de l'anus, elles couvrent complètement la surfaee de la muqueuse quelles convertissent en un anneau admettant le bout du doigt. Cet anneau est franchi dans l'axe du rectum. La consistance est égale partout.

L'état du tube digestif est peu satisfaisant. La malade est anémiée.

Première opération, le 27 juillet 1889. Incision de la muqueuse aux extrémités de deux diamètres perpendiculaires. Le rétrécissement est levé et l'exploration ne révèle rien au-dessus.

On place des mèches, puis des bougies.

18 novembre. Il faut une *seconde opération*. Le rétrécissement s'est reproduit. Il est moins serré cependant. Cette fois, incision d'un fragment de la muqueuse, mèches iodoformées, puis passage de bougies.

5 janvier. La malade est en bon état. Cependant elle accuse des hémorrhagies assez abondantes, au moment des selles. Le rétrécissement n'a pas reparu.

Dans ces observations, dont nous pourrions augmenter le nombre grâce à l'amabilité de nos maîtres dans les hôpitaux, les divers traitements employés, rectotomie linéaire, partielle ou complète, simple ou multiple, la dilatation, ont donné de bons résultats immédiatement, mais n'est-il point à craindre que le travail lent du rétrécissement, et celui de la cicatrisation ne permettent à la longue un retour des accidents. On ne saurait en répondre. Et cependant tous ces rétrécissements étaient accessibles au doigt, ils se présentaient dans de bonnes conditions opératoires, dans de bonnes conditions pour être surveillés. Et malgré tout cela l'avenir est assez sombre et peut-être verra-t-on revenir un jour les malades avec un rétrécissement reconstitué, plus serré, qu'on lèvera sans doute, mais qui s'accompagnera peut-être de lésions ayant monté, s'étant élevées dans le rectum et dans l'S iliaque. Le cas si instructif que nous devons à M. le D[r] Le Dentu en est un exemple, de même que les observations que nous avons déjà publiées et qui sont tirées du travail de Hahn.

Peut-être faudrait-il intervenir d'une façon plus radicale dès l'abord, détourner le cours des matières, supprimer ainsi une cause d'irritation et d'infection, porter tous ses soins, toute son action sur le rétrécissement et les lésions nombreuses que présente la muqueuse, puis, si l'on arrive à vaincre ces lésions profondes, à rendre à la portion malade un calibre compatible avec ses fonctions, fermer l'anus artificiel et débarrasser ainsi le malade d'une infirmité repoussante. L'anus serait transitoire, temporaire. Nous ne nous dissimulons pas ce qu'a de grave une pareille résolution.

Mais quand on lit les observations complètes, et certes elles ne sont pas nombreuses, celles qui sont continuées pendant longtemps, on voit que les malades finissent par être enlevés tôt ou tard par quelqu'une des complications que nous avons signalées, qu'au contraire celles qui par la gravité de leurs symptômes, par l'étendue de leur mal, par la hauteur de celle-ci ont dû subir une colotomie, ont recouvré une santé florissante, ont vu leur état général se relever, peut-être n'est-ce pas seulement parce qu'on a levé l'obstacle qui barrait la route aux matières fécales, mais bien parce qu'on a évité aux malades des souffrances considérables, des pertes qui à la longue fatiguent et émacient, parce qu'on a soustrait, au contact infectant des fèces, les ulcérations de la muqueuse et qui sont devenues plus exactement accessibles à une médication locale.

Nous ne voulons point dire par là que tout rétrécissement vénérien du rectum est justiciable de cette méthode, mais qu'il faut, la réservant aux cas où les lésions ne sont plus directement à portée de la main, la pratiquer plus volontiers qu'on ne le fait peut-être.

L'observation que nous a confiée M. Le Dentu en est un exemple. Au début, ce rétrécissement est peu de chose, une opération simple en vient à bout.

Mais en dépit de tous les efforts la muqueuse se prend, le rétrécissement supérieur d'abord soupçonné se confirme et la colotomie s'impose. Elle est faite et déjà la malade s'améliore quant à son état général. Un accident pénible survient, la hernie de la muqueuse de l'intestin, on n'arrive pas à la contenir et il faut refermer l'anus iliaque. Il est malheureux sans doute que cet incident ait forcé la main au chirurgien, mais l'amélioration de cette femme avait été notable. Elle en a conservé le souvenir, et quand, dernièrement M. Le Dentu lui laissait entendre, à mots couverts, qu'une seconde intervention deviendrait peut-être nécessaire, la malade, peinée sans doute, ne protestait pas énergiquement contre l'idée d'un anus artificiel à créer. Instruite par l'expérience, elle pouvait mettre en balance les ennuis que lui causait autrefois cet orifice anormal et les souffrances quelle éprouve maintenant, du fait de sa sténose rectale.

Hahn, dans son travail que nous avons déjà cité, penche vers cette idée. Il l'a mise plusieurs fois à exécution, s'en est bien trouvé. Il apporte dans la solution de cette question une réserve, une prudence et une modération que nous ne saurions trop reconnaître. C'est pour lui une ressource ultime qui ne doit être employée que lorsqu'il entre en jeu « une lésion vitale ». C'est malheureusement souvent le cas quand la lésion a évolué pendant longtemps, et peut-être, il est toujours permis de se le demander, si l'on avait fait cette dérivation avant que les lésions ne fussent devenues irrémédiables, peut-être aurait-on pu, au bout d'un certain temps, rendre aux matières leur cours naturel. Les observations qu'il publie sont intéressantes et montrent bien quel bénéfice en peuvent tirer les malades.

Des cas analogues ont été signalés par Allingham, Bryant Maunder, Heath Keseley, Konig, et dans nos différents traités au chapitre Traitement du rétrécissement du rectum.

Voici d'ailleurs une observation qui montre bien quelle peut être l'influence de ce traitement palliatif.

Observation XVI. — En 1880, une jeune prostituée de 25 ans vient me consulter pour une affection grave du rectum. Elle perdait une grande quantité de pus, 1 litre par jour. Inutilité des antiseptiques et du traitement général.

Les forces déclinent rapidement et la malade a maigri au point qu'elle ne pèse plus que 68 livres.

Le périnée est détruit, il existe entre le vagin, l'intestin, un vaste cloaque, il n'y avait plus de rétrécissement et la défécation se faisait facilement. C'est pour empêcher le collapsus imminent que je proposai la colotomie.

La malade consentit. Je fis la colotomie antérieure gauche. Le résultat fut surprenant. Quinze jours après le pus diminue. Le poids du corps augmenta de deux, puis quatre livres par semaine. En quelques mois la malade avait augmentée de 35 livres. Il n'y avait plus de suppuration.

Lorsque 2 ans après elle revint me voir pour être débarrassée de sa déchirure périnéale et de son anus contre nature, l'état général était bon. J'opérai au commencement de 1883 sa déchirure périnéale. Malheureusement elle mourut de pyohémie.

Hahn cite encore des interventions de ce genre qui ont eu un résultat heureux. Sur la marche de l'affection, et dans chacune de ces observations, il est clair que l'état local et l'état général ne laissaient point de doute sur l'utilité, et même la nécessité d'intervenir. Après ces résultats heureux il est logique de se demander si une intervention plus hâtive n'aurait pas permis d'espérer une durée transitoire pour l'existence de l'anus contre nature.

L'auteur allemand décrit ensuite minutieusement la méthode qu'il emploie. Nous n'avons relevé qu'un détail qui semble spécial. C'est le suivant :

Il fait la colotomie antérieure gauche. Quand le péritoine pariétal est ouvert, suivant la largeur de la plaie, il commence par l'attirer au dehors, par suturer chacune de ses lèvres à la lèvre cutanée correspondante. Il tapisse en quelque sorte la surface cruentée par le péritoine avoisinant et le suture au catgut. Puis il attire alors l'S iliaque et la fixe solidement à la plaie pariétale ainsi tapissée de séreuse. Il pense ainsi avoir un adossement plus considérable de surface péritonéale qui doit adhérer. Il ne coupe pas ces derniers fils de suture de façon à ce qu'ils le guident, quand au bout de 6 jours il ouvre l'intestin, dont la surface est quelquefois difficilement reconnaissable, à cause des bourgeons charnus qui l'ont envahie. Il signale même un accident mortel pour avoir négligé ce détail. Dans ce cas il ne put distinguer l'intestin accolé et ouvrit avec son calibre, la cavité péritonéale que le contact des matières infectèrent rapidement. Nous pensons que la date de l'ouverture est bien retardée et que si les sutures ont été faites soigneusement, on peut dans l'immense majorité des cas ouvrir l'intestin beaucoup plus tôt, soit séance tenante, soit au bout de 24 ou 48 heures, par mesure de précaution. C'est d'ailleurs ce que fit M. le Dr Routier chez une malade dont l'histoire peut être ainsi résumée.

Observation XVII. — Hos., Angélique. Pas de syphilis avouée ou apparente. Divers accidents du côté des voies respiratoires, bronchites, hémoptysie, fausse couche à 28 ans.

Début des accidents rectaux à l'âge de 25 ans par des hémorrhoïdes, constipation ; perd du sang et du pus par l'anus. Ne va plus à la selle que tous les 5 ou 6 jours.

En avril 1886, soignée à l'Hôtel-Dieu par introduction de mèches.

En août 1886, entre à Laënnec. M. Routier fait faire la dilatation avec canule pendant 2 mois.

En janvier 1887, à Broussais, M. Nélaton fait la rectotomie linéaire. L'écoulement du pus persiste.

En septembre 1887. Séjour à Necker.

État actuel. — Diarrhée persistante. Écoulement de pus et de sang. Ténesme rectal, épreintes. Rétrécissement qui admet juste la pulpe de l'index et ne peut pas être dépassé. Tubercules des 2 sommets.

2 mars. Anus iliaque. Nous sommes frappés, en cherchant l'S iliaque, de l'aspect de l'intestin où se voient des granulations sur la séreuse. L'S iliaque est cousue à la plaie abdominale. Le chloroforme ayant été fort difficile, avec alerte, des vomissements paraissant devoir être violents, on n'ouvre pas l'intestin.

Le 5. Ouverture de l'intestin.

Le 13. Ablation des fils.

Le 28. Il passe trop de matières par le bout inférieur. Pour agrandir l'anus artificiel, j'applique l'entérotome, prenant entre les mors parois abdominales et parois intestinales.

10 avril. Il ne passe plus de matières par le bout inférieur.

10 mai. Quelques douleurs par le fondement par où sort du pus. Lavements avec l'eau boriquée. Un peu de prolapsus de la muqueuse par l'anus artificiel.

Cette malade, passée aux chroniques, est devenue si bruyante, si excentrique et si insupportable qu'elle trouble le repos des malades. Nous demandons son passage à Ste-Anne, le 2 août 1888.

Dans cette observation, nous voyons encore échouer entre des mains habiles, les différentes méthodes employées, et force est d'arriver à la colotomie iliaque.

Avec König de Göttingen nous voyons aussi dans un travail déjà cité que les causes qui empêchent la guérison de ces ulcérations rectales, le plus généralement d'origine syphilitique, tiennent surtout pour lui à la contamination des ulcérations, à leur irritation par la présence des matières fécales.

Les matières restent appendues dans les anfractuosités, entre les saillies qu'il signale sur la muqueuse, entre les îlots de celle-ci. Et pour lui ces fragments de matières entretiennent non seulement les ulcérations, mais pourraient en déterminer d'autres par leur présence continue. En faisant disparaître cette cause, le processus de guérison est facilité et on enlève au malade ses douleurs et ses épreintes. « Toutefois, dit-il, on ne peut faire cette opération que si l'on est bien convaincu que l'anus artificiel n'est que peu gênant pour le malade et qu'il est utile pour l'ulcération. »

Observation XVIII. — M. S., souffre énormément depuis plusieurs années d'une syphilis du rectum.

Sur la paroi postérieure de celui-ci se trouve une ulcération étendue et profonde avec bords calleux. Ulcération analogue sur la paroi antérieure ayant perforé le vagin, par extension. Aussi loin qu'on peut remonter avec le doigt, on sent des inégalités, des proliférations sessiles, alternant sur la muqueuse avec des enfoncements ulcéreux, et des proéminences cicatricielles. A la partie supérieure, le doigt atteint une sténose cicatricielle. Le rectum et la vessie donnent issue à de grandes quantités de pus fétide. Le catarrhe purulent de la vessie est très douloureux, avec paralysie incomplète du réservoir urinaire, sans qu'on puisse démontrer une communication directe entre ces deux réservoirs.

Les évacuations alvines ne sont possibles qu'à l'aide de purgatifs énergiques. Ajoutons à cela des poussées de fièvre violentes et graves, diminution des forces. La dilatation avec des bougies, l'attouchement au chlorure de zinc ne produisirent aucun résultat.

Le 28 octobre 1885, on pratiqua une ouverture de l'S iliaque au-dessus de la partie malade. L'intestin fut sectionné et les 2 ouvertures furent laissées ouvertes parce qu'on espérait, en effet, amener la cicatrisation des ulcérations par des lavages antiseptiques.

La plaie opératoire guérit sans réaction en 8 jours. Au bout de ce temps eut lieu la première évacuation de matières moulées et la fonction se régularisa de telle sorte que tous les 2 jours la malade pouvait avoir une selle « rapide ». Les lavages antiseptiques dans le bout inférieur amenèrent la diminution du pus par l'anus. Le rectum se rétrécit, les ulcérations se cicatrisèrent et déjà quatre semaines après l'opération la sécrétion était tarie. La femme allait très bien, elle pouvait vaquer à ses occupations et ne souffrait nullement de son anus artificiel.

Observation XIX. — M. S., 42 ans. Syphilis il y a 20 ans. Au bout d'un an apparaissent les premiers accidents rectaux. Graduellement ils augmentent et rendent la vie intolérable. La défécation est l'unique préoccupation de cette femme. Pour parvenir à un résultat, elle s'introduit dans l'intestin un tube long d'un pied et demi, ses garde-robes durent plusieurs heures. Elle perd par l'anus un pus tellement fétide qu'elle peut à peine rester avec d'autres personnes. Elle s'est soumise à toutes les cures antisyphilitiques, à tous les procédés de dilatation sans aucun résultat.

Le rectum est ratatiné, converti en un boyau étroit qu'on sent se continuer avec l'S iliaque, au travers des parois abdominales. C'est seulement un tube de un pied et demi qui atteint la partie saine.

Le doigt sent des ulcérations dans la partie sphinctérienne et au-dessus de cette portion un rétrécissement très étroit dans lequel le doigt pénètre lorsque la malade est sous le chloroforme. On reconnaît ainsi d'autres ulcérations, et des rétrécissements se succédant, aussi loin que peut aller le doigt.

Dans la portion sphinctérienne, communication grosse comme un petit pois avec le vagin dont les parois sont cicatricielles. C'est en ce point qu'aurait siégé le chancre syphilitique.

Étant donnés ces caractères physiques, il ne pouvait être question de guérison pour ces ulcérations qui attaquent la flexure iliaque, aussi longtemps que durerait le contact des matières fécales. La colotomie fut acceptée le 17 septembre 1886. L'intestin fut sectionné en entier et les deux bouts laissés ouverts pour permettre les lavages du bout inférieur.

Le 20 octobre, M. S. quitta l'hôpital avec un rectum guéri. Dans les premiers jours de décembre nous la revoyons : elle est à peine reconnaissable tant elle s'est améliorée. Les selles se font régulièrement tous les matins. Le voisinage de l'anus artificiel est tout à fait propre. La malade ne perd pas de matières en dehors de ses garde-robes.

Elle ne souffre pas de son anus artificiel. Il n'y a plus de mauvaise odeur. Il ne s'écoule que quelques glaires par l'anus, et la malade a pu reprendre ses occupations.

Ces deux observations, auxquelles nous avons fait plus d'une fois allusion, montrent bien l'énorme étendue que peut occuper dans l'intestin un rétrécissement syphilitique, ou plutôt une série de rétrécissements.

Ils ont résisté pendant longtemps à tous les traitements, et il est évident dans l'espèce que la colotomie seule était indiquée.

Nous les avons rapportés tout au long pour montrer la confiance avec laquelle König l'entreprend, tant il est convaincu que c'est une infirmité peu gênante, que celle d'avoir un anus artificiel. Il semble qu'il puisse éviter la hernie de la muqueuse avec la présence d'une pelote de caoutchouc. Nous n'afficherons point une telle certitude, car en dépit des soins les plus minutieux on peut voir se produire ce pénible accident.

Malgré sa possibilité, nous croyons que la colotomie doit être faite dans ces cas, car elle représente la ressource suprême : elle s'impose.

Nous croyons aussi à sa nécessité dès que le rétrécissement échappe à l'action et à l'intervention du doigt, surtout si la muqueuse présente au-dessus du rétrécissement ces granulations de rectite qui nous ont semblé précéder l'évolution de la stricture confirmée. C'est alors, avant que la sténose ne soit faite, qu'il nous semblerait utile de détourner le cours des matières fécales pour éviter à la muqueuse déjà malade, le contact irritant de son contenu. Dans ces conditions, l'anus artificiel qui doit être permanent quand la maladie a complètement évolué, pourrait peut-être ne durer qu'un temps et si les lésions rétrocèdent, être fermé un jour. C'est là peut-être une hypothèse trop pessimiste et que démentent certains faits, car trop souvent on voit le rétrécissement vénérien du rectum conduire plus lentement, c'est vrai, mais aussi sûrement à la mort le malade qui le porte que le cancer lui-même. C'est au tact du chirurgien à décider.

Nous ne voulons point terminer ce court travail sans remercier notre camarade Rieffel qui a mis à notre disposition sa connaissance approfondie des langues étrangères, avec la compétence et l'amabilité que chacun lui connaît.

CONCLUSIONS

Arrivé à la fin de ce travail, nous croyons en pouvoir tirer les conclusions suivantes :

I. — Le rétrécissement vénérien et très vraisemblablement d'origine syphilitique, siège souvent à la partie inférieure du rectum, mais on le voit fréquemment aussi s'accompagner de lésions remontant très haut dans le tube digestif.

II. — Il s'accompagne d'ulcérations, mais surtout de végétations de la muqueuse sous forme de rectite proliférante.

III. — La forme peut être annulaire, ou en segment d'anneau.

Il est généralement conique, à base inférieure. Il peut être multiple.

IV. — La marche est progressive et ascendante.

V. — Au point de vue diagnostique, son existence est quelquefois difficile à établir. Le simple toucher rectal ne suffit pas.

Il faut une exploration remontant plus ou moins dans le tube digestif. Le toucher rectal manuel peut devenir nécessaire.

L'emploi des bougies peut être utile pour assurer son existence.

VI. — Si l'emploi des bougies est utile pour sa dilatation, il faut souvent recourir à la rectotomie.

VII. — La modification apportée par M. Péan permet de mettre à l'abri du contact des matières la plaie opératoire.

VIII. — Quand le rétrécissement est élevé, c'est à la colotomie iliaque qu'il faut recourir. Son établissement doit être prolongé, quelquefois définitif.

IMPRIMERIE LEMALE ET Cie, HAVRE